マイナビ新書

恥ずかしがらずに便《べん》の話をしよう

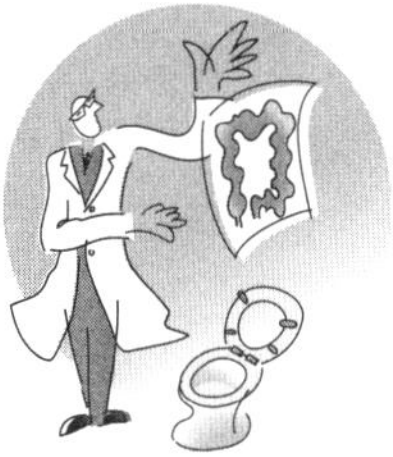

佐藤満春：著

大竹 真一郎：監修

マイナビ新書

はじめに

大人になると、「うんこ」のことを口にすることはなかなかないと思います。

どちらかというと忌み嫌うような存在ですよね。

「恥ずかしがらずに便の話をしよう」というタイトルの本を手にした1行目から「うんこ」というパワーワードを目にして、びっくりした大人の方も多いかもしれません。

でも子どもはうんこネタが大好きです。小学生を見ていると、特に男子児童は「うんこうんこ」と騒いでいることが多いような気がします。

最近では『うんこ漢字ドリル』（文響社）も大変な注目を集めましたよね。発売からたった1カ月半でシリーズ累計100万部突破したという驚異的な売れ行きです。

どうして、うんこという言葉はこんなにも子どもをひきつけるのでしょうか。

それはやはり大人にとってタブーなワードだからだと思います。子どもが「うんこ！」と騒いでいたら、きっとお母さんは『やめなさい！』と注意をすることでしょう。そんな大人の反応を見て、ダメだといわれるから余計に言いたくなる。そんな気持ちもあって、子どもたちがうんこしいう言葉に惹かれているのかもしれません。

私は普段「どきどきキャンプ」というコンビでお笑い芸人という仕事をしていますが、本当は極度の人見知りです。

テレビ局などで、自分たちの出番が来るまで待機している楽屋には、自分たち以外にも大勢の芸人さんがいます。私はみんなと話をするのを避けるために、トイレの個室にこもることが多かったです。

そうして時間つぶしをしているうちに、トイレの技術革新やメーカー、職人の皆さんの熱に触れるにつれて、トイレに魅力を感じるようになりました。そこからトイレについて勉強していき、10年ほどが経ちました。趣味が高じて、今では「トイレ博士」として活動をする機会が多くなってきました。

そんな中で知ったのが、小学生のトイレ問題です。

男子トイレの場合、小便器と大便器が分かれていますよね。

「大便器の個室に入ると、うんこをしていることが周囲にわかるから恥ずかしい」という理由で、帰宅するまでうんこを我慢する男子児童が多くなっています。

男子だけではなく女子児童の場合も、個室での滞在時間の長さでうんこをしていることが推測できます。さらには、排便の際の音やにおいなどが理由となり、学校にいる間は排便を我慢するという児童が少なくありません。

この悪しき習慣は、実は私が子どものころからありました。排便が理由で、いじめにまでつながってしまう場合もあります。

私自身が4歳の子どもの父親で、このままいくと我が子も小学校でうんこを我慢するようになってしまうのか、と思うと正直心配です。

排便＝うんこをするという行為は人間にとって絶対必要なものです。しかし、「汚い」「臭い」「恥ずかしい」といったネガティブな情報が先行して、学校でうんこを我慢しなければいけない状況に追い込まれる……。そんな状況が親世代からずっと続いているなんて恐ろしいと思いませんか。

皆が排便に関する正しい知識を身につければ、「うんこをすることは恥ずかしい」なんて思いも軽減されていき、いじめやからかいも少なくなっていくことでしょう。そうなることで、明るい気持ちで通学でき、勉強にもしっかりと取り組め、学校生活がより有意義なものになっていくと考えられます。

ここ10年ほどで、「食育」というワードに注目が集まっています。食育は「食」に関係する知識を身につけ、よりよい食生活の実現を促すという目的で行われています。関係各省や自治体の積極的な取り組みの効果もあって、家庭内にも浸透しつつあり、パパ・ママたちも食育を重要視する流れがあります。

一方、「便」に関する知識を深める「便育」は手付かずといえる現状がありま す。食事が人間の生活と切っても切り離せない関係にあるように、排便行為も人間としてごく基本的な営みです。食と排泄は表裏一体といえる関係性であるにもかかわらず、日本社会の中で排便はタブー視され続けているといえるのではないでしょうか。

食べ物に関しては興味を持ち、選択し、追求する人が多いのに、排便に関しては「うんこ」と口に出すことすら恥ずかしい、いけないことだ、といった認識があります。私は、食には注目し、排便には極力触れないという現状に疑問を抱きました。しかしながら、現在、便育に関して積極的に語る専門家も皆無に等しく、正しい知識を身につけようにもその環境が整っていないと感じます。

トイレについて勉強をしてきたからこそ感じる、便育の大切さ。「便育の重要性を皆に説く」というととてもスケールの大きな話と感じられ、なかなか興味を持ってもらえないかもしれません。しかし、うんこについてきちんと学ぶことで、実は皆さんの健康管理にもつながってきます。

日本のトイレ文化は、便座の機能性や下水道の発達などの側面から見ても、世界最高水準です。「トイレ先進国」として、その技術を世界各国に輸出している日本。

にもかかわらず便育が浸透しないのは、これまでうんこの存在をスルーし続けてきたからだと感じます。いくら技術が発達しても、使う側のマインドチェンジがなければ、排便に関しては「トイレ後進国」ともいえるのではないでしょうか。


心身の様子を毎日の排便から知ることができるだなんて、とても便利だと思いませんか。うんこについての正しい知識を身につけるということは、個人個人にとって、とてもメリットのある話なのです。

身近であるはずなのに、敬遠しがちだったうんこの存在。そして便育。この本を通して皆さんに発信していきたいと思います。

恥ずかしがらずに便の話をしよう

目次

はじめに　3

第1章　うんこって面白い！

うんこ？　うんち？？　20
江戸時代からうんこは面白ネタ？　22
位の高い人のうんこは高価だった江戸時代　24
書店や図書館に行くと排便したくなる謎　25
一生のうんこの量は6トン　27

第2章　うんこってなに？

うんこは汚いのか　30
うんこの8割は水分　31

腸内細菌 34
食事から排便までの流れ 40
色とにおいの理由 45
新生児のうんこは臭くない？ 47
「食べていないからうんこが出ない」はウソ 48
おならについて 49
おならは年とともに臭くなる 51

第3章 うんこと健康の関係

うんこの世界基準「ブリストルスケール」で毎日健康チェック 54
理想のうんことは 57
こんなうんこは危険！ 58
大腸がんもうんこでわかる！ 61

便秘の定義ははっきりしていない　64
なぜ便秘は女性のほうが多いのか　66
便秘のデメリット　67
下痢のデメリット　69
便秘は口臭悪化にもつながる　72
便秘と痔の関係性　74
男性に多い過敏性腸症候群　75
ストレスとうんこの関係　76

第4章　快便のための腸内環境の整え方

腸内環境改善の必要性　82
腸の老化を知るために　84
ヨーグルトの食べ方　86

発酵食品はやっぱりおなかの味方だった！　89
食から腸内環境を変える！　91
パンなら断然ライ麦パン！　96
きのこ類は本当によいうんこの味方か　97
実は腸に良いニンニク　98
シリアル&ヨーグルトは、よいうんこのための鉄板メニュー　100
適度な運動で快便に　102
スムーズな便通のために毎朝の習慣　105
理想のうんこのための理想の水　107
スムーズな排便のために今すぐ効果が期待できること　108
姿勢と便秘の関係性　112
うんこをしたくなったら、とにかくすぐトイレへ　113
牛乳を飲むとおなかゴロゴロの理由　115
便秘の原因はねじれ腸？　116

抗生物質で腸内フローラのバランスが崩壊　118

第5章　うんことアンチエイジング

美肌とうんこの関係性　122
腸の老化防止でアンチエイジング　123
腸内環境が肥満に関係する　124
腸内洗浄はアンチエイジングに効果あり？　126
宿便は存在しない　127
下剤には習慣性がある？　128
「うんこでデトックス」って本当？　130

第6章　現代社会が抱えるうんこ問題

「学校でうんこができない」という小学生　134
国が学校トイレに取り組む！　136
「便育」の必要性　138
うんち教室が開催　140
「うんこ漢字ドリル」のヒット　143
歌を通じて興味を持ってもらいたい　144
子どものトイレ問題に関し、家庭ができること　146
食事中のうんこは絶対にだめ？　148
子どもが便秘にならないために　149
排泄と音　151
大腸菌はトイレットペーパー10枚を通過して手に　153
うんこの後の正しい拭き方　155

第7章　介護と排便

「排泄は自分でしたい」思いとの乖離　160
高齢者は便秘になりやすい　162
排泄介助を変える画期的製品　163
20代男性の「うんこ漏れ」が奇跡を起こす　167

第8章　トイレ先進国・日本

日本のトイレの歴史　172
「ウォシュレット」の誕生　173
世界では9億人以上が屋外排泄　176
屋外排泄が教育にも影響　179
海外の排泄事情　181

LIXILの取り組み 183
世界的に優位性を持つ日本の下水技術 188
2020年に向けて 189
おわりに 192
参考文献 196

第1章

うんこって面白い！

うんこ？　うんち？？

さて「便」の呼び方が、気になった方はいませんか。「うんこ」なのか「うんち」なのか。

「大辞泉」（小学館）によると、「うんち」は大便の幼児語となっています。一方「うんこ」は、「うん」はいきばる声、「こ」は接尾語となっており、うんちと同じく大便を言う幼児語となっています。うんこもうんちも大便の幼児語ということになります。

英語では「ｓｔｏｏｌ（スツール）」。うんこやうんちにあたる幼児語は「ｐｏｏｐ（プープ）」や「ｐｏｏ－ｐｏｏ（プープー）」となります。「ｓｈｉｔ（シット）」や「ｃｒａｐ（クラップ）」は、きれいな表現ではないので避けたほうがいいですね。

ちなみに医療の世界ではどうでしょうか。腹痛で医療機関を受診した際に、排便の状況を医師に聞かれることがあると思います。その際、

「やわらかめのうんこです」

「やわらかめの便です」

「やわらかめの大便です」

どう回答してもいまいちしっくりこないような気がしますが、医療業界ではどのように呼んでいるのでしょうか。

本書の監修を担当していただいた大竹医師によると、

「医学書などでは『便』としていますが、看護師さんたちは『お通じ』と言うことが多いですね。私はわかりやすいよう、『うんこ』という言葉を、患者さんには選んで使っています」

とのことです。お医者さんもうんこと言うのなら、私たち患者側も胸を張ってうんこと言えますね。

江戸時代からうんこは面白ネタ？

――日本人は、江戸時代から大人も「うんこネタ」が好きだった？

「うんこ」自体がお笑いの「ネタ」になることは昔も一緒だったかもしれません。私が番組の企画で落語の勉強をさせていただき、そこで学んだ古典落語の演目に「勘定板」というものがありました。

とある海沿いの村の話です。その村の海岸には杭が打ってあり、板がくくりつけられた紐がつながっていました。その村では、排便の際にその板を引き寄せ、板の上にうんこをします。そのあと板を海に流すと、波がきれいにうんこを流し去ってくれる、こうして排便処理をしていました。その村の人々は、その板の名前を「勘定板」と呼んでいました。そして、用を足すことを「勘定」と言っていました。

ある日、その村の男性2人が江戸へ行ったそうです。宿に着いた際に、1人が早速便意を催してきました。そこでもう1人が番頭を呼び、「いま勘定をしたい」と伝えました。すると番頭は、着いたばかりの2人なので不思議に思い、「10日間ほど泊まると聞いている。勘定は出発のときにまとめてお願いしたい」と言いました。

村人は驚き、「10日もまとめられない！　毎日したい」と反論してしばらく問答が続いた後、番頭は諦めて「ではどうぞここで」と言いました。村人は「ここで!?」とさらに驚きつつ、「では勘定板をもってこい！」と言うと、番頭は奥からそろばんを持ってきて「これでどうぞ」。

村人は「こんな細い板でははみ出てしまう」と焦りますが、番頭は「ここからはみ出るような勘定は見たことがありません」と言う……といった流れの演目を学びました（こちらの作品は様々な形で披露されており、このような展開は一例です）。

古典落語にもこのようなトイレをテーマにした作品があることに非常に驚きました。江戸時代の人々は、既にうんこネタを面白ネタとして聞いていたのですね。

位の高い人のうんこは高価だった江戸時代

現代では信じられない話かもしれませんが、江戸時代にはうんこが売買されていました。鎌倉時代から人のうんこは肥料としてつかわれていましたが、江戸時代でも引き続きその習慣がありました。この肥料を「下肥《しもごえ》」といいます。

江戸時代は、人口は城下町に集中し、すなわちうんこもその地域に大量発生するようになります。そこで、城下町で発生したうんこは、その周辺の農村へと送られ、農業用肥料として活用されるようになりました。その際に、農家に有料で引き渡されていたのです。

そして、驚くべきことに、売買されるうんこにはランクがあったといいます。

位の高い人は食生活も豊かであるため、うんこの質もよいとされ、他の人々より高値で売られていたそうです。

うんこが肥料として使えることから、便と尿が勝手に分かれて貯まるトイレを開発しようとした人もいたそうですが、結果にはつながらなかったようです。

城下町で集められた下肥は船や馬車で農村地域に運ばれていくのですが、江戸の場合、江戸東部地域では特に水路が発達していたため、船での運搬がメインでした。この下肥運搬船は「葛西舟《かさいぶね》」と呼ばれていたそうです。

書店や図書館に行くと排便したくなる謎

書店や図書館に行くと、なぜかうんこがしたくなる。そんな経験をした人はいませんか。なぜかこの現象を「青木まりこ現象」と呼ぶことがあります。これは、1985年の「本の雑誌」に青木まりこというペンネームで読者投稿されていた内容が関係しています。

この「書店での便意」という体験談が発端となり、その後「本の雑誌」で青木まりこ現象に関する特集が組まれたり、2003年、2004年には「AERA」や「R25」でも青木まりこ現象について触れられています。1人の投稿からここまでの広がりを見せるのは驚きですね。

さて肝心のその現象自体はなぜ起きるのでしょうか。

現在のところ、医学的には原因不明です。ただ、「書店や図書館で便意を催す」という人が少なくはない、という事実はあります。

天井近くまである本棚に囲まれているという閉塞感を理由に挙げる人もいれば、インクのにおいで……という人もいます。私自身は、そういった現象を耳にするうちに、条件反射でうんこをしたくなる、といった理由もあると考えています。

一生のうんこの量は6トン

人は一生に約6トンものうんこをするといいます。人生80年とし、1回のうんこの重量が100~200グラムなので、そこから算出した結果ですが、肉類の摂取が多い欧米人の場合は1日の排便量が100グラムに満たないこともあるようです。肉は食物繊維を一切含まず、また食事の内容からも食物繊維が少なくこのような結果になるのでしょう。

少し古いデータですが、1972年のイギリスの医師デニス・バーキット博士の研究報告がとても面白いです。

バーキット博士はアフリカに住み、現地の人々への医療活動に従事してきました。そこで、アフリカの農民の大腸がん患者が非常に少ないということに気づきました。

そこで研究を進めた結果、アフリカの農民の消化管通過時間は平均36時間なのに対し、イギリス人の学生は平均73時間。便の量を見ると、アフリカの農民が1日平均470グラムなのに対し、イギリス人学生は平均104グラムという決定的な違いが見られました。

消化管通過時間では、大腸での滞留時間に大きな差が見られました。腸内での時間が長ければ長いほど、便の腐敗が進み、老廃物などが多く発生してしまいます。アフリカの農民は食物繊維たっぷりの食事をしているという報告があり、腸内にとってどちらがやさしい生活を送っているかは一目瞭然ですね。

第2章 うんこってなに？

うんこは汚いのか

うんこはタブー視されたり、話題にすることすら嫌われる存在です。その理由としては、汚い、臭いといったネガティブイメージが挙げられるのではないでしょうか。

しかしながら、なぜうんこが汚いのか、といった点をきちんと説明できる人は意外に少ないのではないでしょうか。ここではしっかりと考えてみたいと思います。

うんこの中には、水分や食物繊維、生きている腸内細菌とその死骸などが含まれます。その中には病原性のある大腸菌も含まれます。

また、便の中に含まれる腸内細菌には、便臭の成分となる腐敗物質を生成する悪玉菌も存在します。悪玉菌が生成する腐敗物質は便秘や肌荒れ、老化なども引き起こすものです。

病原性大腸菌に、悪臭成分を生成する悪玉菌……。このように見ていくと、確かにうんこは汚いといえるでしょう。しかし、これから解説していくように、うんこからは様々な情報を読み取ることができます。

これから、うんこの秘めたるパワーについてしっかりと解説していきます。必要以上に嫌がることなく、真っ白な気持ちで本書を読み進めていただけると幸いです。

うんこの8割は水分

さて皆さんに質問です。

「うんこは何からできていますか」

この問いに100%正しく回答できる人は、そう多くはないと思います。理想的なうんこは、実は約80％が水分で構成されています。残りの約20％のうち、消化されなかった食物繊維などのカスは3分の1程度しかありません。残りの3分の1に生きている腸内細菌とその死骸、3分の1に剥がれ落ちた小腸の内壁となっています。

「うさぎの糞のような……」と例えられるコロコロうんこの場合、水分は60％ほど。理想的とされるバナナの形のような「バナナうんこ」と比較するとずいぶんと硬さがあるので、もっと水分量は少ないと思われるかもしれませんね。

逆に、水状のいわゆる下痢といわれるような状態のうんこは、水分が90％以上となります。こちらは皆さんも納得がいくデータかもしれません。

ところで、うんこの中に剥がれ落ちた小腸の内壁が含まれると解説しましたが、人間の体を構成する細胞のうち、一番寿命が短い細胞が小腸の細胞となります。寿命はおおよそ1日です。

図1　理想的なうんこの成分構成

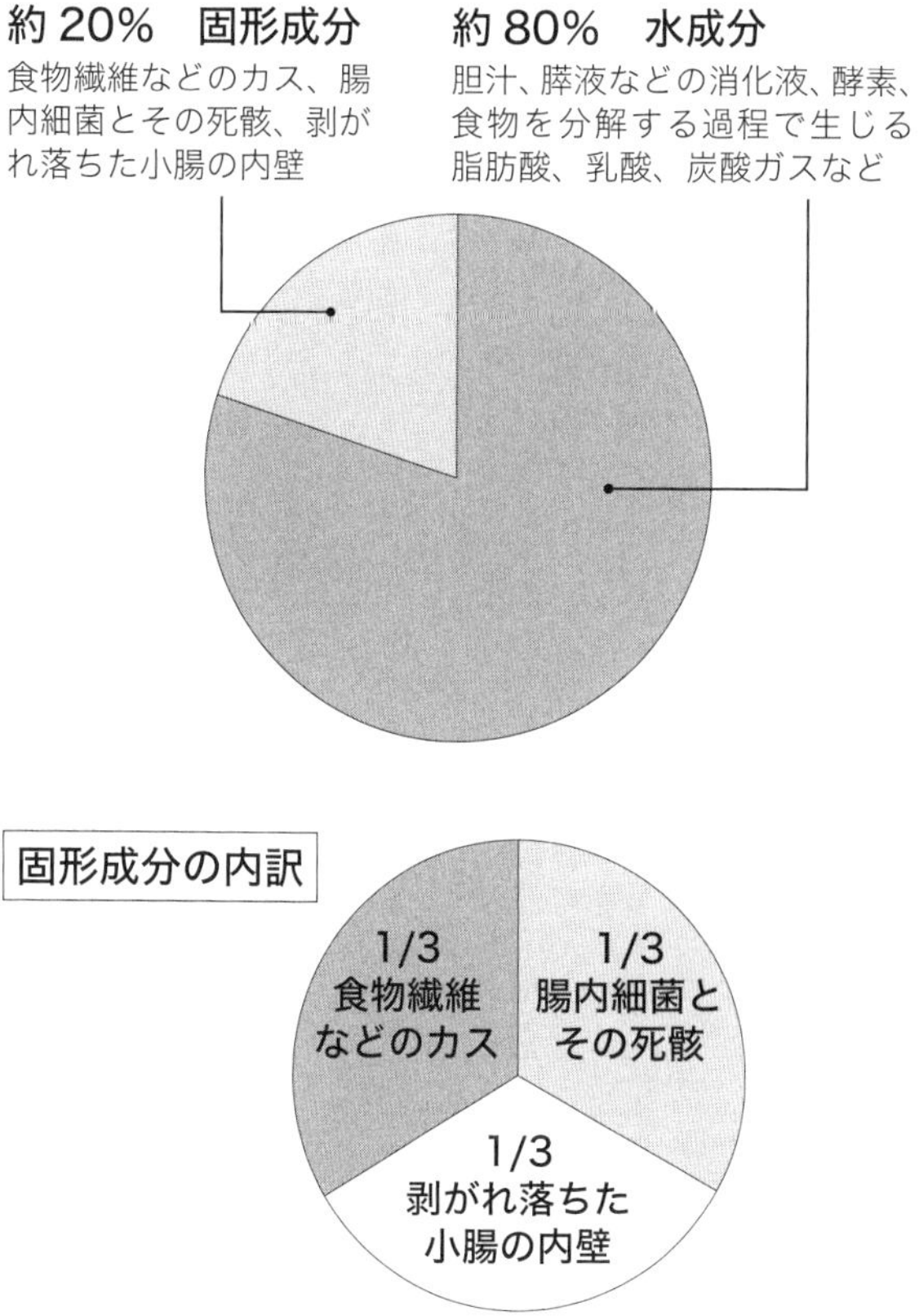

参考：『図解入門 よくわかる便秘と腸の基本としくみ』（坂井正宙）秀和システム

腸内細菌

そして腸内細菌は、その量にまず驚かされます。私たちの体の中にいる腸内細菌の総重量は1・0〜1・5キログラムといわれています。種類は1000以上、細菌の数は1000兆個近くともされています。

そんな多くの腸内細菌がすみついている様子を顕微鏡で観察すると、まるでお花畑のように見えることから、「腸内フローラ」と呼ばれています。この腸内フローラは、私たちが1日に必要とするエネルギーの約1割を作り出しています。

・善玉菌

腸内細菌というと、皆さんは真っ先に乳酸菌やビフィズス菌を思い浮かべるかもしれません。これらは善玉菌の代表格です。

善玉菌の活動によって、様々な酸が作られ、腸内が酸性に保たれると悪玉菌の増殖を防ぐことができます。他の病原菌も増えにくい環境になることから、腸内環境が整えられます。

ちなみに乳酸菌といっても1種類ではなく、279もの種類の乳酸菌が存在します。これら以外に、納豆菌や酵母菌も善玉菌の一種です。

ビフィズス菌は40種類の存在が確認されていますが、人間の腸内に存在しているのは6種類とされています。さらには、初耳かもしれませんが「酪酸菌」も善玉菌の仲間です。酪酸菌は詳しく解明されていませんが、最近注目されつつある存在です。

善玉菌の働きは他に、血圧やコレステロールを下げたり、がんを予防したり、内臓脂肪を減らしたりと様々な活躍をしてくれています。

・悪玉菌

体にとって悪い働きをする悪玉菌。悪玉菌は、腸内のたんぱく質を腐敗させて、老廃物などの有害物質を作り出します。それによって便秘や下痢、肌荒れなどにつながり、また、増殖することで腸内フローラが悪化し、生活習慣病などを引き起こします。

加齢とともに善玉菌が減少し、ウェルシュ菌などの悪玉菌は増えます。これは一種の老化現象です。加齢によって腸内の働きが衰えていき、消化が鈍っていき、腸内環境が悪化することで悪玉菌の増殖につながります。これが腸内だけではなく、全身の老化にもつながります。

悪玉菌の中には、肉食動物の腸内に多く存在し、産出される毒素が原因で下痢などの症状が起きるウェルシュ菌や、大腸菌の中でも、O157で有名な腸管出血性大腸菌など、下痢をはじめとした症状を引き起こす病原性大腸菌も存在します。

意外と思われるかもしれませんが、うんこの中に必ず含まれる大腸菌は、すべてが悪玉菌というわけではありません。実は大半の大腸菌に病原性はなく、日和見菌に分類されます。病原性大腸菌は、大腸菌の中のごく一部です。

何かと悪役イメージの強い悪玉菌ですが、なくなってしまえばいい！というものではなく、必要な存在です。ある種の病気の患者さんの腸内細菌を調べると、悪玉菌が少なくなっていた、というケースもあります。

また、ビタミンなど私たちの体に必要な栄養素を作ってくれたり、悪玉菌よりさらに悪い菌が体内に入ってきた場合に戦うのは悪玉菌です。善玉菌はこれらの菌とは戦ってくれません。増えすぎると困るけれど、なくなってしまっては困る。それが悪玉菌です。

・日和見菌
日和見菌は、善玉菌と悪玉菌の、優勢なほうに味方する菌のことをいいます。腸内細菌で最も多い菌です。その中で最も代表的なものの1つが病原性のない「大腸菌」です。

皆さんの中には、「日和見感染」という言葉を聞いたことがある人もいるのではないでしょうか。これは日和見菌に関係しています。

病気や手術、ストレスなどによって免疫力が低下すると、日和見菌が病原菌へと変化します。そしてこの菌が腸から他の臓器などに飛び移っていき、腎炎や膀胱炎などを引き起こします。これを日和見感染といいます。

最近の研究で、肥満やアレルギーに関係する菌が日和見菌の中にあることがわかってきています。しかし、まだその働きに関しては未解明な部分が多いのが現状です。

・腸内細菌のバランス

大事なのは腸内細菌のバランスです。善玉菌・悪玉菌・日和見菌の理想的なバランスは、2：1：7とされています。

どんなに腸内環境に気を配った生活をしていたとしても悪玉菌がゼロになるこ

図2　善玉菌・悪玉菌・日和見菌の理想的なバランス

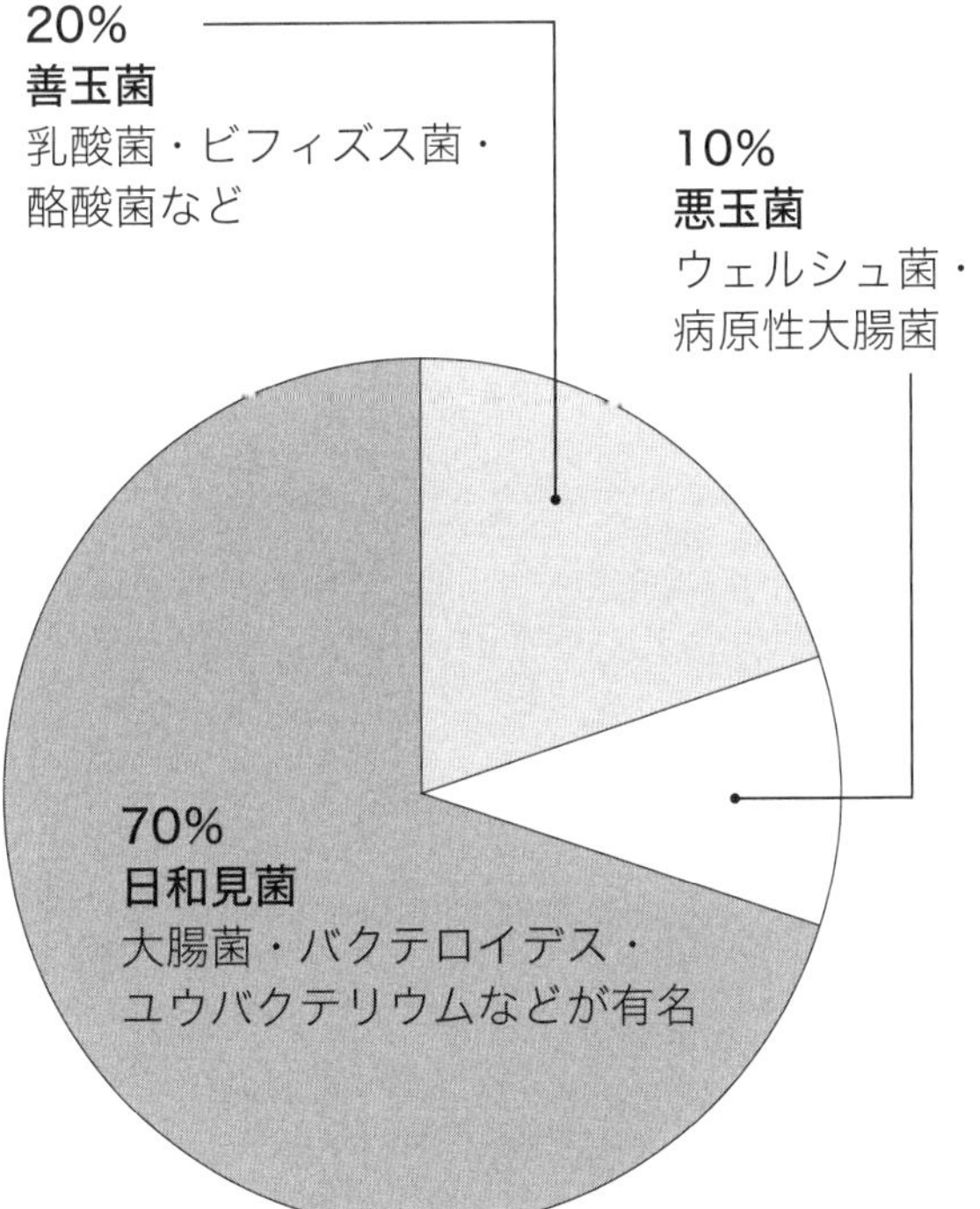

善玉菌・悪玉菌・日和見菌の理想的なバランスは、

2：1：7

とはなく、善玉菌が全体の20%をこえて大幅に増殖する、というようなこともありません。善玉菌は20%程度の存在で十分機能し、腸内フローラが安定し、免疫機能も保たれます。

ちなみに人間以外の生物をみていくと、オオカミやライオンのような肉食獣の腸内は、悪玉菌のウェルシュ菌が多くなっています。私たち人間のような雑食動物、例えばサルやブタ、ハムスターなどは善玉菌と日和見菌が悪玉菌より多くなっています。

食事から排便までの流れ

私たちは口から食べ物を食べ、肛門から排便をしますが、その過程はどのようになっているのでしょうか。

口から肛門までは、全長9メートルもの1本の管でつながっています。これを消化管といい、口から食道を通り、胃、十二指腸、小腸、大腸、肛門とつながっています。口からつながっているということは、常に外敵にさらされているということになります。なので、それぞれの器官で、敵から身を守る工夫があります。

胃の場合は強い酸性の胃液があります。大腸には大量の細菌がすみついていて、外敵からその身を守ろうと奮闘しています。腸管には免疫細胞が最も多く存在しており、体内の免疫細胞の実に約3分の2が集まっています。

さて話を戻して、口の中で噛み砕かれた食べ物は食道を通り、胃に送り込まれます。ここまでの時間は1分以内です。食道の長さは30センチメートル程度。他の消化管とは異なり、消化機能はありません。食道の筋肉の蠕動《ぜんどう》運動によって、食べ物を胃に運ぶ役割を担っています。

胃では、1日に1・5〜2・5リットルもの胃酸が分泌され、胃の収縮運動によって食べ物と胃酸が混ざり合い、どろどろのお粥のような状態へと変化していきます。

胃の中に食べ物が入ってきて空っぽになるまでの時間は、平均すると1〜4時間。果物は胃の中での滞留時間が特に短く、30分ほど。一方、脂肪をたっぷりと含有するような食べ物は、3、4時間と長く胃に滞留します。

ここまではほぼ消化のみ。胃で吸収される物質はアルコールやアスピリンといったごく一部で、その量もわずかとなっています。

次に送り込まれるのが十二指腸。この25センチメートル程度の消化器官では、つながっている胆嚢や膵《すい》臓から分泌された胆汁と膵液が加わり、さらなる消化が行われます。

ちなみに、十二指腸は小腸の一部であり、小腸は他に空腸、回腸も合わさって構成されている臓器です。十二指腸での消化の後は、空腸、回腸へと送られますが、空腸と回腸に明確な境界はありません。

小腸は全長約6メートル。栄養素の大部分の吸収を行います。内壁の表面は500万個ともいわれる絨毛《じゅうもう》に覆われています。これにより表面積は30平方メートルにも及び、効率よく栄養吸収を行っています。栄養素は、腸の毛細血管やリンパ管を通って全身に運ばれます。

そして、小腸の外側には筋肉層があり、消化物をその先の大腸へと送り出すことができます。小腸での消化時間は2〜8時間です。

大腸は、盲腸、結腸、直腸から成り、水分やミネラルが吸収されます。ここでの消化時間は10〜40時間とかなり幅広くなります。

この長さ1・5メートルほどの大腸の中で便が作られ、排出されます。ちなみに肛門の長さは約3センチメートル。便だけではなく、ガス、つまりはおならの排出もコントロールします。

ということで、食べ物を食べてから排便まで、おおよそ30〜100時間。とても個人差が大きい、という結論になります。便秘の傾向のある人は、5日ほどうんこが出ずに体内にとどまっているということもあります。

図3　食べ物がうんこになるまで
（口から肛門までの過程）

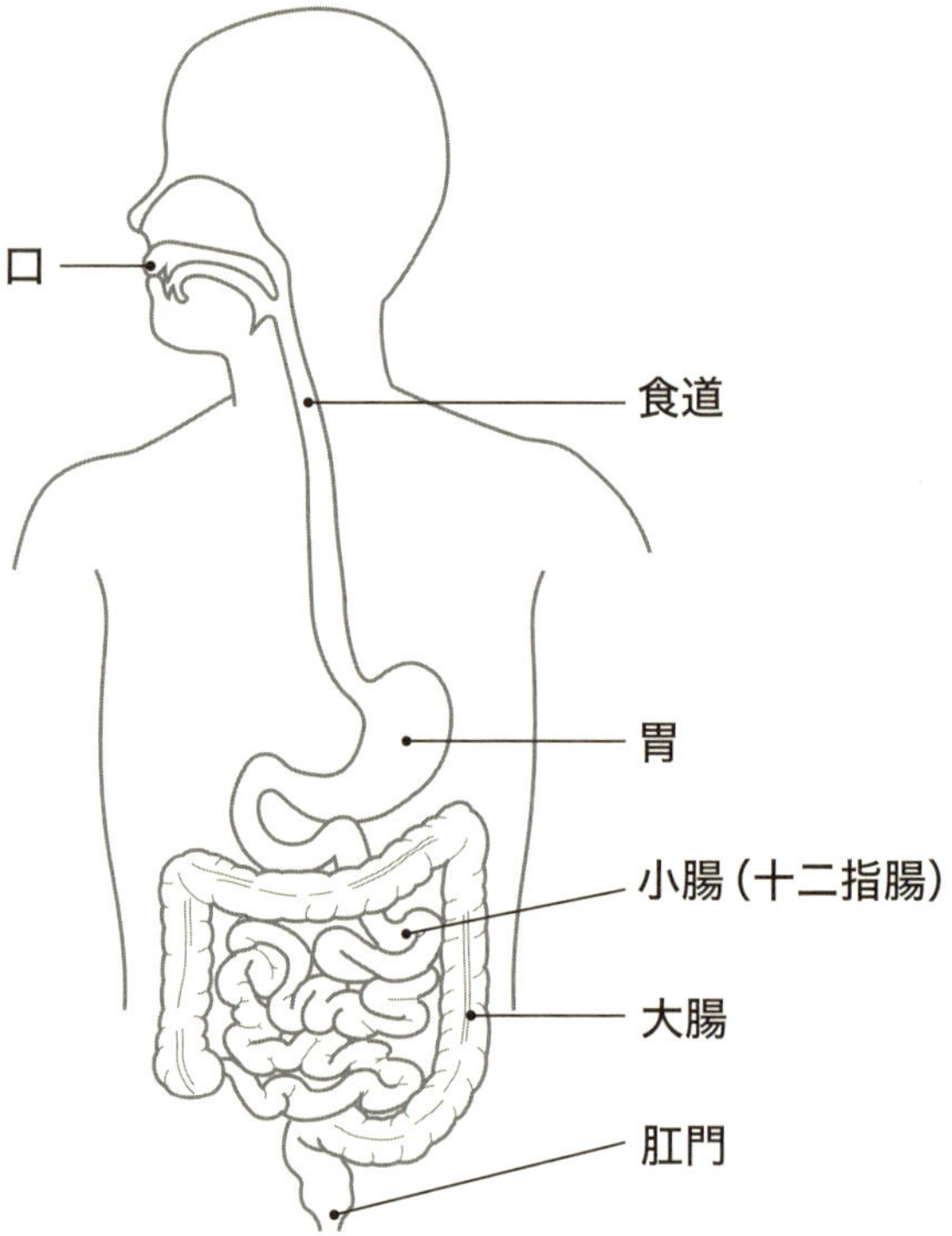

口から肛門までは、全長９メートルもの消化管（口、食道、胃、十二指腸、小腸、大腸、肛門）でつながっている。食べ物を食べてから排便までの時間は、約30〜100時間と、個人差が大きい

色とにおいの理由

理想的なうんこの色は、黄褐色《おうかっしょく》。なぜこの色になるかというと、それは胆汁が理由です。十二指腸に流れ込む胆汁の中にビリルビンなどから構成される胆汁色素が含まれます。

このビリルビンが大腸に入ると、腸内細菌の影響を受けてウロビリノーゲンに変化します。この大部分がうんこの色である黄褐色のステルコビリンへと変わり、うんこの色へとなるのです。

ビリルビンは濃くなると、緑色になります。腸内に長く便がとどまっていると、緑っぽい色になるのはこのせいです。緑っぽい便はそれほど心配する必要はありません。

そしてあの特有の便のにおい。大便臭の主な成分は、インドールやスカトールです。たんぱく質が悪玉菌によって分解される際に出る物質ですね。

これらの物質のにおいは濃度と関係があり、高濃度の場合は嫌な臭気成分となります。反対に濃度が低いと、ジャスミンなどの花にたとえられる芳香性へと変化します。ちなみに、インドールやスカトールは、果物のドリアンにも含まれます。

大便臭が強くなった場合は、腸内環境が悪化していると考えてよいでしょう。先ほど、インドールやスカトールはたんぱく質を悪玉菌が分解する際に放出されると解説しましたが、肉類などたんぱく質を多く含む食べ物を多く摂取すると、臭気成分が多く発生するので、便のにおいがきつくなります。

「うんこのにおいがきつくなった」ということは、腸内環境が悪くなっているというサイン。脅かすわけではありませんが、臭気成分には発がん性があるとも言われています。

ですから、単に「臭い」で済ますのではなく、第3章以降で解説する健康管理法と合わせてうんこに関する知識を身につけ、毎日の排便で健康チェックをしていきたいものです。

新生児のうんこは臭くない？

赤ちゃんのオムツ替えをしたことがあるパパ・ママならわかると思いますが、赤ちゃんのうんこはいわゆる「うんこっぽいにおい」ではありません。ちょっとすっぱいような特有のにおいです。

この理由は、赤ちゃんの腸内細菌は善玉菌が多いからなんです。母親の体内にいる間の赤ちゃんの腸内は無菌状態なんですが、出産時に産道をくぐりぬけるときや産後に腸内に細菌がすみつき始め、増殖を始めます。生後4日目ころからビフィズス菌が増え始め、腸内が酸性になるため新生児の便はすっぱいにおいがするんです。離乳食が始まるころになると悪玉菌が増えてくるため「うんこっぽいにおい」へと変化していきます。

離乳食が進むころには、「大人のうんこ」と変わりないようなにおいに変化しているはずです。うんこのにおいの変化は、成長の過程によるものなのですね。

「食べていないからうんこが出ない」はウソ

理想的なうんこは水分が約8割、残りが固形成分と説明しました。その固形成分の内訳は、3分の1がいわゆる食べかすとも言われる消化されなかった食物繊維などの成分、3分の1は小腸の内壁が剥がれ落ちたもの、残りの3分の1が善玉菌・悪玉菌を含めた腸内細菌の死骸もしくは生きているものとなっています。

ちなみに小腸の細胞は寿命が短く、1日ほどで入れ替わります。小腸がんという名前をあまり耳にしないのも、小腸の細胞が非常に新陳代謝が激しく、入れ替わりが早いためですね。小腸がんの発生率は、0・1〜0・3%。1万人に1人ととても低いです。

また、免疫細胞の約6割が小腸に集中しているのも、小腸がんが少ない理由です。小腸がんは早期発見で比較的治りやすいがんです。血便や原因不明の体重減少、腹痛などが小腸がんのサインとなっています。

話はそれましたが、ということで、私たちは断食していたとしてもうんこは出ます。手術等で点滴しかしていない患者さんにも排便はあります。

食事は、基本的に小腸で消化吸収されています。うんこのうち、食事由来のものは、1割もないのです。

おならについて

うんこ同様、「恥ずかしい」「汚い」「臭い」などとネガティブイメージが強いのがおならです。

腸内にたまったガスが肛門から出るとおならとなります。食事の際に食べ物と一緒に飲み込んだ空気や、腸内細菌が発生させたガスがおならになります。早食いや麺類が好きな人は、一緒に空気をたくさん飲み込むので、おならが多くなりがちです。

実はおならの99%は無臭の成分で構成されています。無臭成分としては窒素が一番多く、酸素、二酸化炭素、水素の順で多く含まれます。ちなみに、水素は人体では合成できません。腸内細菌が食べ物を消化する過程で作っているのです。

においの元になる成分は1%弱で、インドール、スカトールと呼ばれる成分です。この成分は腸内の悪玉菌が作っていて、肉類などの動物性たんぱく質を多く摂取すると腸内の悪玉菌が増え、おならのにおいが悪化します。うんこのにおいが悪くなる理由と同じですね。

ちなみに人間は、1日に5~20回程度のおならをするといわれています。性別、年齢に関係がないとも言われています。豆やイモ類といった食物繊維を多く含む食べ物をたくさん摂取すると、回数が増える傾向があります。ですが、これは体調不良というわけではないので心配する必要はありません。

おならは年とともに臭くなる

皆さんの中には、加齢と共に便やおならが臭くなってきたと心配している人はいませんか。これは、年齢と共に進む胃腸の機能低下が関係しています。

若いころに比べて胃腸機能が衰え、消化により多くの時間を要するようになると、胃腸に長い時間食べ物が滞留するようになります。これにより、腸内にたまったガスの発酵も進んでいき、臭気が強くなるとされています。

善玉菌・悪玉菌・日和見菌の理想的なバランスは、2：1：7とされています。しかし、加齢につれてこの比率は崩れていき、おならのにおいや便臭の悪化につながるのです。

善玉菌の中でも有名なビフィズス菌は、一生の中で赤ちゃんのときが一番多くなります。離乳食が始まるころから早くも減少し始めます。とはいえ、しばらくの間は優勢をキープしますが、中年期から老年期にかけては加齢に伴って減少していくのです。

一方の悪玉菌は、赤ちゃんが生まれた直後に一気に繁殖しますが、その後激減します。腸内環境が悪化しない限りは善玉菌の数より多くなることはありませんが、老年期に入ると善玉菌の数を上回ることもあります。

「若いうちは無理がきく」なんていわれるように、若い間は多少生活習慣の乱れがあっても善玉菌が元気なので大した問題にはならないかもしれません。

ですが、加齢とともに善玉菌の数が減少すると、食生活をはじめとした生活習慣の乱れなどがきっかけで一気に腸内環境が悪化していきます。

だからといって、「年齢だから」と諦める必要はありません。生活習慣や食生活の改善で善玉菌を増やし、「よいうんこ」を作ることは可能です。次の第3章からしっかりと解説していきます。

第3章

うんこと健康の関係

うんこの世界基準「ブリストルスケール」で毎日健康チェック

私はこの本を通して便育が普及し、排便に関する偏見が少しでもなくなればよいと思っています。子どもたちだけではなく、大人も排便の正しい意味を理解し、ぜひ健康チェックに生かしてほしいと考えています。

その意味で、これから解説する「ブリストルスケール」は、とても重要な存在となります。

ブリストルスケールは、イギリスで誕生した大便の世界的指標です。嚙み砕いて説明すると、うんこを硬さと形で7種類にわけ、便秘や下痢を診断しようというもので、便の水分量によって種類わけしています。

ブリストルスケールではタイプ1と2が便秘、タイプ3〜5が正常の便、タイプ6と7が下痢と分類されます。理想的な便は4です。

図4　ブリストルスケール

非常に遅い（約100時間）

↕ 消化管の通過時間

非常に早い（約10時間）

1 コロコロ便	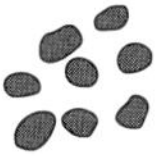	硬くてコロコロの便（ウサギの糞のような便）
2 硬い便	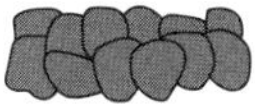	ソーセージ状であるが硬い便
3 やや硬い便	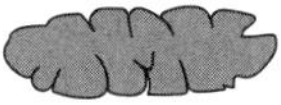	表面にひび割れのあるソーセージ状の便
4 普通便	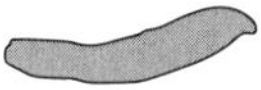	表面がなめらかで軟らかいソーセージ状、あるいは蛇のようなとぐろを巻く便
5 やや軟らかい便	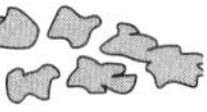	はっきりとしたしわのある軟らかい半分固形の便
6 泥状便	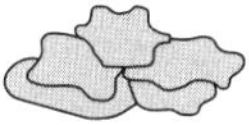	境界がほぐれて、ふにゃふにゃの不定形の小片便。泥状の便
7 水様便	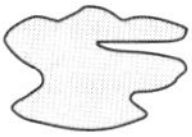	水様で、固形物を含まない液体状の便

引用：排泄ケアナビ　排便のメカニズム　消化・吸収のメカニズム
http://www.carenavi.jp/jissen/ben_care/shouka/shouka_03.html

皆さん、おなかの調子が悪くて病院に行った際に、医師から便の状態を聞かれることはありませんか。

そんなときに「ちょっと軟らかめ」「気持ち硬いかも……」といった返答をしている人も少なくないはずです。便の状態を判断する際には、どうしても主観に頼る部分が大きいので、このようなあいまいな返答になっても仕方ありません。

ブリストルスケールは医療業界で普及していますが、一般にも普及すれば、医師と患者の間で、うんこの状態に関して共通の尺度で話ができるようになります。これにより、スムーズで適切な診断へとつながりますね。

自分自身のうんこチェックの際はもちろんのこと、乳幼児がいるパパ・ママにもぜひ、このブリストルスケールをお子さんの健康チェックに生かしてもらいたいと思います。

理想のうんことは

ブリストルスケールで、「正常の便」はどのような状態を言うか、理解できたと思います。でも「よいうんこ」とは、便の硬さや形状だけではなく、もっと多くの要素が含まれます。

例えば回数。3日に1回から1日3回までが正常な範囲といわれています。毎日排便がなくても、不快感がなければ正常の範囲内ということです。

理想は、バナナ状の便が2本程度、合計200グラムほど毎日出るという状態です。程遠い状態だ、という方は多いのではありませんか。

また、踏ん張って頑張り続けてうんこが出るわけではなく、するりと出る状態も理想です。便臭もそれほど強くなく、色は黄褐色がよしとされています。トイレットペーパーで拭いたときに、ペーパーに便が残らないというのも理想のうんこであるポイントです。

排便のあと、うんこが浮くのと沈むのとどちらがよいか気になる方もいるかもしれません。これは、食べたものに大きく影響されます。和食中心の伝統的な日本の食生活を送っていた場合、水中に漂っている状態が多いと考えられます。

ちなみに、自分のうんこの重量がどの程度かわからないという方がいるかもしれません。確かにうんこ自体を測ることは難しいです。でもとても簡単な方法があるので試してみてください。それは排便の前後で体重計に乗ること。排便前の体重から排便後の体重を引けば、うんこの重量がわかります。あなたのうんこはどの程度の重さですか?

こんなうんこは危険!

まず判別がしやすく、危険な便として挙げられるのが「細い便」です。細い便から病気の可能性が考えられるからです。最悪のケースとして挙げられるのは、がん。がんができたことによって腸内が狭くなり、出てくる便が細くなっている可能性があるからです。「便の狭小化」として、S状結腸がんなどが考えられます。

腸の異変はなかなか気づきにくいもの。数少ないサインの一つとして、細い便があるのですから、立派な異変として医師に相談してください。ちなみに、太い便に関しては心配する必要はありませんよ。

便は、その色からも健康状態を見極めることができます。例えば、赤や白の便が出たときも受診の必要があります。

鮮血のような真っ赤な血液が付いた便が出た場合、痔の他に直腸粘膜逸脱症候群などが考えられます。便全体が赤い場合には、大腸からの出血の疑いがあります。O157などの出血性大腸炎や潰瘍性大腸炎、大腸がんが疑われる非常に危険な状態です。

一方白い便は、胆汁が影響しているかもしれません。なぜなら、前述のとおり、うんこの色は胆汁の成分によるものだからです。例えば、脂肪分の多い食事が続いた場合、脂肪を分解するために胆汁が多く分泌され、白い便が出ます。

それ以外に、胆石やがんが原因で胆汁の通り道である胆管が詰まってしまい、十二指腸に胆汁が流れなかった場合も、便は白くなります。せき止められた胆汁は逆流して血管内に溶け出します。これにより「黄疸」を引き起こします。

ちょっと便が白いなぁといった状態は、肉類の食べすぎということで済まされますが、白い便と黄疸が見られると、危険信号です。日本人は黄色人種で軽い黄疸だとわからないことが多いですが、白目が黄色っぽくなってきたときは黄疸の可能性がありますので、必ず医療機関を受診してください。

ちなみに胆石の場合は強烈な痛みがあるので、自覚症状があるはずです。がんの場合は静かに進行しますので、注意が必要です。「白い便＋黄疸」は危険信号ということを忘れないでください。

なお、バリウム検査を受けた後の白い便は、バリウムが排出されているだけなので、心配はいりません。数日で元の色に戻ります。

次に、便秘の人にありがちな黒っぽい便。腸内に大便が長時間滞留すると、黒みがかった色へと変化します。ですから、黒っぽい便に関してはすぐに受診の必要があるという状況ではありません。

同じ黒っぽい便でも、ドロリとしたタール状の便は赤信号。突然このタール状の便が出た場合、十二指腸潰瘍や胃潰瘍、胃がんなどからの出血が疑われます。すぐに受診し、検査の必要があります。

大腸がんもうんこでわかる！

うんこは、その色から非常に多くの病気の可能性を疑うことができる優れた健康チェックツールです。ちなみに、健康診断で検便を受けたことがある人は少なくないと思います。この「便潜血検査」によって、大腸がんの死亡率は60〜80％

も下がるといわれています。

近年、大腸がん患者が増えており、いまや大腸がんは、日本人のがん死亡数第3位となっています。女性の場合は、2003年からがんによる死亡数1位が大腸がんです。毎年新たに10万人が発症するとされており、腸内環境の影響を一番受けやすいがんといえます。

便潜血検査では、早期がんの約半数の発見が可能です。そして、早期がんより進行し、粘膜に入り込むほど大きくなった進行がんの場合は、約8割を発見することができます。便潜血検査は、大腸がんでできた腫瘍や潰瘍のわずかな出血でも見つけることができます。

この検査をしたことがある人ならわかると思いますが、便を採取する際に「うんこの表面をこすり取る」という説明があり、2日分の便を提出する内容となっています。これは、血液が便の中に混じっているのではなく、出血が便の表面に付着するからです。また、絶えず出血しているわけではないので、2回分の便を提出するわけです。

40歳以上の方は、大腸内視鏡検査も受けるのがオススメです。検便に加え、5年に1回は内視鏡検査を受ける、これにより大腸がんの早期発見につながり、完治が可能となります。

ちなみに、飲酒も一定量以上の摂取により、大腸がんになりやすいという研究結果が得られています。一定量とは、ビールなら大瓶1本（633ミリリットル）、日本酒1合（180ミリリットル）、焼酎一杯（25度、120ミリリットル）、ワイングラス2杯（200ミリリットル）、ウイスキーダブル1杯（60ミリリットル）としており、これを超えない範囲で飲むのが理想です。

たばこと大腸がんの関係性に関する研究結果もあります。大腸がんの発生リスクは、たばこを吸う人は、吸わない人と比較して1・4倍となっています。これは男女の差はありませんでした。

ちなみに、たばこを現在吸っていなかったとしても、過去に喫煙していた人は、吸わない人と比較すると1・3倍という結果になっています。飲酒と喫煙を絡めた研究結果もあり、「1日平均2合以上の飲酒をし、たばこも吸う人」は「お酒を飲まず、たばこも吸わない人」と比べて3倍となっています。

つまりは大腸がん予防には、適度な飲酒量を守ることと禁煙が大切だといえるでしょう。そしてこれは、大腸がんだけの話ではなく、他のがん予防の大原則でもあることを頭に入れておいてください。

がんの予防のためにも適度な飲酒と禁煙を。そして大腸がんの早期発見のために、ぜひ年に一度の検便、40歳以上は5年に1回の大腸内視鏡検査。忘れずにいてください。

便秘の定義ははっきりしていない

うんこに関する悩みとして、代表格が「便秘」と「下痢」ではないでしょうか。

特に女性の場合、便に関係する悩みとして便秘が最も多く挙げられるかと思います。便秘の定義は「本来体外に排出すべき糞便を十分量かつ快適に排出できない状態」とされており、意外にも医学界でもきっちりと定まっているわけではありません。

日本内科学会の場合は「3日以上排便がない状態、または排便があっても残便感がある」状態を便秘と呼んでいます。しかし日本消化器病学会では、「排便の回数が減ること」。国内においても定義にばらつきがあります。

最近の方向性としては、「便がおなかの中に残っていたり、残便感があれば、それはすべて便秘である」という考え方が主流になりつつあります。

ちなみに海外はどうでしょうか。2006年に発表された国際基準を見ると、

・排便回数が週3回未満
・兎糞状便や硬便が排便時の25％以上
・用指的排便（排便時に強くいきむこと）、残便感、閉塞感が25％以上

これら3つの症状が半年、少なくとも3カ月以上続く場合を慢性便秘と呼んでいます。「3カ月以上」経って初めて慢性便秘とされるとは、日本とずいぶん違いますね。

なぜ便秘は女性のほうが多いのか

そして便秘は、特に女性に多いという事実があります。厚生労働省のデータを見ると、便秘を訴える人は男性の場合は100人中26人。女性の場合は48・7人(平成25年国民生活基礎調査)。このデータにより、便秘には明らかな性差があります。その理由としては、次の3つが考えられます。

まずは、女性ホルモンの影響。生理前に分泌される黄体ホルモンは、血管に水を引き込む役割を持っているので、便の水を取り去ってしまいます。これによって便が硬くなり、便秘につながります。

生理前になると便秘になったりおなかが張ったりしやすいのは、黄体ホルモンが原因です。これはもう、避けようがない話ですね。

そして2つ目は、男性と比較すると女性は筋力が弱いため、腸だけではなく腹筋を含めたインナーマッスルなど排便に関する筋力も弱く、便秘につながりやすいという点です。

最後は、ダイエットをしている女性が多いという理由も挙げられます。

胃に食べ物が入ることでその重みで腸が刺激され、排便につながります。食事を制限することで、腸への刺激が少なくなります。また、偏った食事が原因で食物繊維の不足につながり、便秘を引き起こします。

便秘のデメリット

便秘に関して1つ間違いなく言えることは、男女関係なく、便秘にメリットは皆無だということ。デメリットしかありません。便秘が続くと腸内環境は悪化します。腸内環境が悪くなるので便秘がさらに続きます。こういった負のスパイラルによって、大腸がんの危険も高まってしまいます。

アメリカの調査では、「排便の回数が週2回以下」という便秘の女性の4人に1人に、乳がんになる可能性の高い細胞が見つかったといいます。「毎日排便がある人」の場合、この細胞は20人に1人しか見つかりませんでした。

このデータから、「便秘の人は、排便が正常の人より乳がんに5倍なりやすい」と言えるでしょう。便秘の人からすると絶望的にも思えるデータかもしれませんが、この後、便秘を解消する方法もきちんと紹介しますのでご安心を。

さらに、急に便秘になったり、便の形が変わってきた、便に血が混ざっているといった状態になった場合は、直腸がんの可能性があります。すぐさま医療機関を受診してください。

便秘の人はわかると思いますが、便秘による様々な症状により仕事の集中力が低下してパフォーマンスが落ちてしまったり、ひどくなると欠勤にいたる場合もあります。

アメリカの試算によると、女性の慢性便秘患者の平均的な損失額は、年間7000ドルにも達するといいます。社会全体が慢性便秘患者1人あたり77万円（1ドル110円で計算）の損失を被るということです。

また、第5章でも触れますが、小学生をはじめとした子どもたちの便秘も深刻です。本当に便秘は社会問題ともなる大きな問題です。

下痢のデメリット

一方、下痢はブリストルスケールのタイプ6と7の状態を指します。便の境界がほぐれて泥のような状態、もしくは水状態です。下痢にはとても怖い病気が隠れている可能性があります。

急性の下痢の場合、細菌やウイルスなどの病原体によって引き起こされる「感染性の腸炎」が考えられます。下痢以外の症状としては、発熱、腹痛や吐き気、嘔吐、血便などです。

慢性の下痢の場合、「過敏性腸症候群」も疑われます。腹痛が頻発し、下痢や便秘をする状態です。生まれつきの体質であるケースもあり、根本治療が難しい病気ではありますが、男性用として下痢を緩和してくれる薬も出ています。

下痢が続いている場合は、大腸がんや潰瘍性大腸炎、クローン病が疑われます。大腸がんに関してはこれまでにも説明をしてきましたが、潰瘍性大腸炎は大腸粘膜に潰瘍やただれができる、原因不明の炎症です。

クローン病は、小腸に慢性の炎症や潰瘍が起きる疾患です。こちらも原因不明で、若い人に多く発症します。

また、女性に多いケースとして、便秘の人が下痢を引き起こしていることも考えられます。そういった方々の下痢の原因は、「けいれん型の便秘」にあります。

下痢の理由が便秘だなんて不思議な話ですが、腸内に便がたまっているせいで腸がスムーズに動かず、不規則に激しく動いてしまうせいで下痢につながります。

でも、すっきり感はなく、おなかが張っていて、診察でおなかを触ると腸内に便が残っていることがわかります。酷い場合は下すだけではなく吐き気などにもつながります。

これがもっと酷くなると、「オーバーフロー型便失禁」という、便が漏れてしまう症状にもつながります。便失禁というのは、うんこが漏れてしまうこと。考えただけでも恐ろしいです……。

腸内で便がカチコチにかたまってしまい、そのわずかな隙間から水のような便が漏れ出してきます。自分で排便をコントロールできなくなり、歩いていても下痢が漏れてくるという悲惨な状態です。

こういった人はオムツをして漏れを防いでいるほどです。例えばこんな症状の人が下痢止めを飲んだらどうなると思いますか。余計に悪化するだけです。むしろ便秘薬を使うべきです。

いずれにせよ、下痢を引き起こすこれらの病気は放置していても一向に良くなりません。市販の下痢止めなどでその場しのぎの対処をするのではなく、きちんと医療機関を受診してください。

便秘は口臭悪化にもつながる

食べ物が胃に入ってきてから空っぽになるまで、平均1～4時間かかります。しかし、便秘の人の中には腸が詰まっているので渋滞を起こしてしまい、10時間もの間、胃の中に食べ物が滞留してしまうケースもあります。

便秘を訴える人の中には、「食べてもすぐにおなかいっぱいになる」という人がいます。胃の中に10時間も食べ物が残っているということは、食事を始めたとしても、まだ前の食事の内容が胃の中にある状態です。なので、少し食べただけで胃がいっぱいになってしまうのです。

このような場合は、朝食、昼食、夕食、一日中何かしらの食べ物が胃の中に残っているわけですから、すぐにおなかがいっぱいになってしまうし、胃もたれも起こしやすいのです。

胃もたれから医療機関を受診し、たとえ胃カメラをしたとしても、胃カメラの前には絶食をしているので胃は空っぽの状態。異常が見つかりません。胃薬を飲んだとしても、便秘に起因した胃もたれなのでもちろん効きません。そうして、「原因不明の胃もたれ」とされることが多いです。根本原因の便秘を治さなければ、胃もたれも治りません。

さらに、胃の中に長時間食べ物が滞留することで困った症状が起きます。それは口臭。胃に食べ物があるということは、胃酸が出続けます。それがすっぱいにおいの口臭につながります。また、便秘によって腸内のおならのにおいのもとの一部が血中に溶け出すことがあり、呼気のにおいとして放出されます。

便秘と痔の関係性

痔といえば、男性の病気と思っている人はいませんか。実は若い女性にも多い病気なのです。いまや、日本人の3人に1人が痔と言われています。

そしてこの痔、中でもキレ痔とイボ痔のもっとも多い原因が便秘なのです。硬い便を無理に排出しようとしたときに肛門が避けてしまうキレ痔。この痛みはとても強いので、キレ痔が原因で排便を我慢してしまい、便秘が悪化するという悪循環が生じます。

イボ痔は、肛門の内側にあるうちは痛みもありませんが、便秘で排便の際に強くいきむ日々を続けているうちにイボが外側に出てきて、痛みが生じます。

痔だとはわかっていても、恥ずかしくてなかなか医療機関を受診できないという人もいます。しかし、悪化する前に早めに診てもらうことをおすすめします。

男性に多い過敏性腸症候群

ちょっとした刺激で、腸が「危険！」と判断し、下痢を引き起こしてしまうのが男性に多い過敏性腸症候群です。

食中毒など本当に危険な状態での下痢は理にかなったものです。ですが過敏性腸症候群は、不必要に腸がアラートを上げて腹痛、下痢とつながってしまいます。レントゲンや内視鏡で検査をしてみても、臓器に明らかな不具合がないのに下痢などの症状を繰り返します。

過敏性腸症候群の中には、「各駅停車症候群」と言われるタイプもあります。通勤の際などに駅間の長い急行、特急といった電車を利用することで、「駅と駅の間で、もしおなかが痛くなったらどうしよう」とストレスを抱え、この不安感によって実際に下痢を引き起こしてしまいます。

ですから、すぐにトイレに行けるよう、各駅停車でないと乗ることができない、といった人々が増えています。

この腹痛は、激痛ともいえる痛みです。冷や汗が垂れるほどの状態ですが、トイレに駆け込み下痢をしてしまえば、ウソのように痛みは治まります。でも、この不安感が常に付きまとうのは辛いですよね。最近では特効薬も出ています。ぜひ医療機関を受診してください。

間違っても過敏性腸症候群で下痢止めは使わないでくださいよ！　原因不明の腸の炎症で起きているものなので、下痢止めを使っても完治はしません。

ストレスとうんこの関係

まずお伝えしておきたいのが、「腸はストレスの影響を受けやすい」という事実。腸とストレスは密接な関係にあります。脳が強いストレスを感じるとストレスホルモンを分泌し、交感神経が優位に立ち、副交感神経の働きが抑えられます。

腸は、副交感神経が優位なときによく働くので、この説明からも、腸とストレスの関係性をわかっていただけると思います。

ストレスと腸内環境の関係については、1976年にNASAでも実験が行われています。これにより、ストレスを感じる環境下では、悪玉菌が増えるという結果が得られています。

阪神淡路大震災の際にも、震災の前後で腸内細菌を調べたところ、明らかに震災後のほうが悪玉菌は増えていました。これらの研究結果から、ストレスが増えると悪玉菌が増える、つまりは腸内環境が悪化するということがわかってきました。

また、腸内環境が悪化し、悪玉菌が増えるとストレスを感じやすくなる、という研究結果も得られています。ストレスが増えると悪玉菌が増加し、悪玉菌が増えるとよりストレスが増える。悪循環ですね。

腸と脳は一方通行の関係ではなく、腸の状態は脳にも伝えられます。1980

年代、アメリカの博士が発表した内容をここに紹介します。

その博士によると、腸は「第2の脳」として機能しているといいます。その理由としては、腸には1億個以上の神経細胞があり、大脳の次に神経細胞が多い場所であるという点（脳には150億個以上）が挙げられています。脳からの指令がたとえなくとも、腸の判断のみで動かすことができるという点があります。

また、「幸せホルモン」とも言われる脳内伝達物質・セロトニンは、その90％以上が腸で作られるとされています。残り8％が血小板にあり、脳内に存在するのはたったの2％です。腸内のセロトニンがそのまま脳に届くわけではないのですが、とても興味深い事実ですよね。

生物の誕生段階を見ていっても、受精卵が分裂を繰り返し、まず原腸といわれる、消化管のもととなるものが作られます。後の腸となるわけで、生物は真っ先に腸が作られていくくらい、大切な器官となります。

さらには、「腸《はらわた》が煮えくり返る」「腹が立つ」という言葉。怒りの感情はおなか関連の漢字を使うことがありますよね。昔の人々は、怒りの感情、すなわちストレスがおなかに関係しているということになんとなく気づいていたのでしょう。

先ほどお話しした実験結果からも、ストレスと腸内環境の関係性は明らかになっています。とはいえ、現代社会においてストレスをゼロにすることは不可能です。「ではどうしたらよいか」という質問には、「腸内環境をよくして、ストレスを感じにくい体を作りましょう」と回答できます。

第4章

快便のための腸内環境の整え方

腸内環境改善の必要性

　ここまでの解説を読んだ皆さんには、腸内環境改善の必要性に関しては、新たにお話しする必要がないかもしれません。しかし、さらに腸をケアしてよいうんこを出す必要性を認識していただくために、解説を続けていきます。

　ここで新たにお伝えしたいのは、「腸は体内でも最も老化しやすい臓器」であるということ。これはマウスの実験でも明らかになっています。「なんだ、そんなこと？」と思われるかもしれませんが、腸の老化は全身に影響を及ぼします。

　Ｏ１５７のニュースを思い出してください。Ｏ１５７といった食中毒やノロウイルスなどによる感染症腸炎での死亡例は、そのほとんどが高齢者や乳幼児です。高齢者の場合、免疫の働きを高めるビフィズス菌が加齢とともに減少し、免疫機能が低下するからだとされています。乳幼児の場合は、免疫機能が未発達のためです。腸の衰えが、こういった感染リスクも高めてしまうのです。

腸の老化は加齢だけではなく、ストレスや食生活などによっても進みます。腸内環境が悪化し、プチ不調といわれるようなちょっとした体調不良から始まり、がんの原因にもつながっていきます。

最近では、腸内細菌と様々な病気との関連性が明らかになってきています。例えば腸とは無関係に思われる心臓病。心臓病を引き起こす原因の一つが動脈硬化ですが、動脈硬化は加齢以外に、生活習慣病、肥満、喫煙などが原因となっています。腸内環境は、肥満や糖尿病に関係しています。ですから、腸内環境が悪化すれば、心臓病を起こしやすくなるといえます。

そして胃がん患者の腸内を調べてみると、ビフィズス菌やバクテロイデス菌が少なく、ブドウ球菌や緑膿菌が多いことが特徴となっています。難病指定されていて、近年患者数が増加傾向にある潰瘍性大腸炎の場合は、日和見菌が減少し、大腸菌が増加する傾向があります。

現在、ここまでは医学的にも研究が進んでいるのですが、では腸内環境をどのようにすれば心臓病や胃がん、潰瘍性大腸炎といった病気が予防できるかといった点については残念ながらわかっていません。

大腸がんに関しても、最近の研究によって、腸内環境との関連性はありそうだという方向になってきています。特定の種類の腸内細菌が腸に慢性炎症を起こし、加えて腸内のバリア機能が低下していった結果、大腸がんにつながる可能性が指摘されています。

具体的な予防策はまだ見つかっていませんが、排便という私たちの生活と切っても切り離せない行為と関係している腸の環境が、全身の健康と関連し、いかに大切か、ということは理解していただけたと思います。

腸の老化を知るために

腸が最も老化しやすい臓器という事実を知った後は、自分の腸がどうなっているのか知りたくなってきたのではないでしょうか。この腸の老化を知るきっかけがうんこであり、腸の老化によって引き起こされるのが便秘です。

便秘を改善するには、善玉菌が増えるよう食事を含めた生活を見直していく必要があります。すぐさま浮かぶのがヨーグルトではないでしょうか。最近では「生きて腸まで届く善玉菌」を含むヨーグルトも販売されていますが、善玉菌の生死は気にしなくてもよいでしょう。たとえ善玉菌が死んだとしても、既に腸内に存在している善玉菌を増殖させてくれます。

口から摂取したヨーグルトに生きた善玉菌が存在していたとしても、消化の過程で消化液によって殺されてしまいます。ここで善玉菌が生き残ったとしても、腸内の細菌などにより殺菌されます。

もし仮に、生きた善玉菌が腸内まで取り込まれるとしたら。そしてその菌が増殖をするとしたら。そのヨーグルトを一度摂取したら、もう摂取の必要はない、ということになりますよね。

摂取したヨーグルトの働きによって腸内細菌のバランスが整うと、腸内のビフィズス菌が作り出す物質によって腸が刺激され、蠕動運動も活発になります。これによって便秘が解消され、腸内環境も改善されていきます。「ヨーグルトがおなかにいい」とされる理由はここにあるわけです。

ヨーグルトの食べ方

話を元に戻します。では、ヨーグルトはどの程度食べればよいのでしょうか。努力目標は、1日200〜300グラムです。腸内環境の改善に加え、コレステロール値の低下や血圧の低下、花粉症の症状抑制など、様々な効果が期待できます。

ヨーグルト選びの注意点としては、脂肪分の少ない低脂肪タイプや無脂肪ヨーグルトを選ぶということです。ヨーグルトは脂肪分が多く含まれているため、血液中のコレステロールが上昇することがあります。

女性の場合、若いうちはよくても閉経後にコレステロールが上がる傾向にありますので、無脂肪のヨーグルトがオススメです。もちろん、過剰に甘みがついていても血糖値上昇のリスクがあるので、やはり無糖タイプがオススメです。

ヨーグルトの種類についてですが、今では様々なメーカーが豊富な種類の製品を販売し、選ぶ際にも迷うことでしょう。これらの違いは、含まれている善玉菌の種類です。どの善玉菌が自分に合うかということは、残念ながら食べてみないとわかりません。

1日200グラムを毎日2週間食べ続けてください。おなかの調子が改善したものが、あなたに合ったヨーグルトです。おなかがはってしまうなど、調子が悪くなった場合は中断し、別のヨーグルトに切り替えてください。

最近では、ヨーグルトの善玉菌は複数種を組み合わせて摂取したほうが、腸内で助け合ってくれるとも言われているので、気になるヨーグルトを何種類か組み合わせていくのもよいでしょう。

ヨーグルトを食べるベストタイミングは、食事中か食後です。食前に食べてしまうと、胃酸が胃の中に多く出ているため、胃の中で善玉菌がたくさん死んでしまうからです。

善玉菌が生きているか死んでいるかは関係ないと前述しましたが、とはいえ生きて腸まで届いたほうが効率的に働いてくれます。意図的に善玉菌を殺す方法でヨーグルトを食べる必要はもちろんありませんので、食中もしくは食後に摂取してください。

「ヨーグルトは無糖の無脂肪を1日200グラム以上。これをまずは2週間続ける」。長い道のりのような気がしますが、自分に合ったヨーグルトを見つけるのに近道はないのです。

発酵食品はやっぱりおなかの味方だった！

ヨーグルト同様、その他の発酵食品にも善玉菌が多く含まれています。漬物や納豆、醤油、味噌といった私たちが慣れ親しんでいる食品に含まれています。他には少し前にブームとなった塩麹、発酵バター、キムチ、チーズなどが発酵食品です。意外なところでは、ナタ・デ・ココもそうで、ココナッツを発酵させたものです。

これらの食品を積極的に食生活に取り入れることで、善玉菌を直接腸に取り込め、腸内環境改善につながります。

納豆については、大竹真一郎医師直伝のちょっと面白い食べ方があります。作り方は簡単。納豆1パックにオリーブオイル大さじ2杯をかけるだけ。「納豆にオリーブオイル!?」と驚く方もいるかもしれません。納豆は発酵食品で腸によいと説明しましたが、オリーブオイルも便秘に有効なのです。

オリーブオイルに含まれるオレイン酸は、腸を刺激して排便を促すため、便秘によいのです。そして、オリーブオイルにも食物繊維が豊富に含まれます。油ではありますが、悪玉コレステロールが上昇することはまずなく、善玉コレステロールを上げてくれます。

そのため、動脈硬化の防止や、心筋梗塞や脳卒中すら遠ざけるともいわれています。大竹医師曰く、「意外な組み合わせと感じるかもしれませんが、とてもおいしいです。おなかにも血管にもよい一品なのでぜひ」とのこと。簡単なので、ぜひ試してみてください。

ところで、漬物は食べ方にちょっと注意が必要です。それはぬか漬けも含めて洗い流さないこと。洗うと、せっかくの善玉菌も洗い流してしまいます。腸内環境をよくしてくれる日本の発酵食品ですが、塩分が多く含まれるものが多いので、その点を注意しながら取り入れましょう。

食から腸内環境を変える！

腸内環境改善といえば、ヨーグルトの次に浮かぶのが食物繊維ではないでしょうか。

日本人の食物繊維平均摂取量は、2013年のデータで1日14・2グラムとなっており、摂取目標量を男女ともに大きく下回っています（成人男性20グラム以上、成人女性18グラム以上）。特に若者世代では1日平均約12グラムという結果も出ています。

戦後に徐々に定着していった欧米型の食生活で多く摂取する肉類には、一切繊維質が含まれていません。また、小麦やコメのような穀物は精製されることによって、食べやすさは高まりますが、多くの食物繊維が取り除かれることになります。肉類に加え、白米やパン、パスタ、うどんなど、精製された食材を使った食品を多く摂取することで、食物繊維の不足につながっていっています。

しかしながら、その改善として闇雲に食物繊維を大量摂取すればいいというわけではありません。

海外のアンケート調査を見てみると、食物繊維を使った治療を受けても6割以上の人が「症状が良くならない」と回答しています。加えて、「おなかの張りがよくならない」「いつ便が出るかわからない」という点に不満を持っている人が多いということがわかっています。

なぜ食物繊維を摂取しても便秘が改善されないのでしょうか。その理由は、食物繊維には「水溶性食物繊維」と「不溶性食物繊維」の2種類があるからです。

水溶性食物繊維は水に溶け、水分を含みやすいことからうんこを軟らかくしてくれる働きがあります。さらには、腸内の有害物質を便と一緒に排出する働きもあります。

不足しやすいのがこの水溶性食物繊維です。水溶性食物繊維を多く含む食材としては、昆布やわかめ、もずくといった海藻類、モロヘイヤ、オクラなどのネバ

図５　水溶性食物繊維と不溶性食物繊維

水溶性食物繊維

水に溶け、水分を含みやすいことからうんこを軟らかくしてくれる働きがあり、腸内の有害物質を便と一緒に排出する働きもある

水溶性食物繊維を多く含む食材

昆布・わかめ・もずく・モロヘイヤ・オクラ・かんきつ類・こんにゃく・カボチャ・キャベツ・大根など

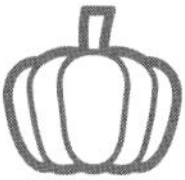
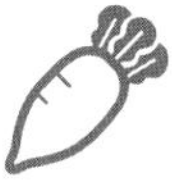

不溶性食物繊維

腸の動きを促進して、腸内で水分を含んでうんこのかさを増やしてくれることで排便につながるが、摂取しすぎると便秘になる可能性を含む

不溶性食物繊維を多く含む食材

玄米・とうもろこし・さつまいも・ごぼう・セロリ・豆類など

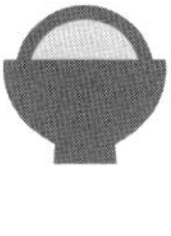
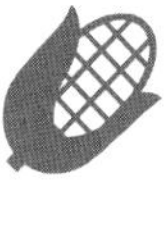
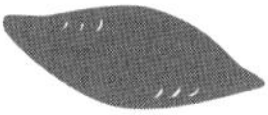
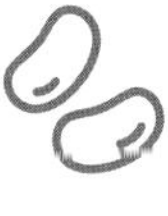

ネバ系が1つ。他には、かんきつ類やこんにゃく、カボチャ、キャベツ、大根にも多く含まれます。

一方、不溶性食物繊維は、腸の動きを促進して、腸内で水分を含んでうんこのかさを増やしてくれることで排便につながります。しかし、摂取しすぎると便秘になる可能性をはらんでいます。こちらは、玄米やとうもろこし、さつまいもやごぼう、セロリ、豆類などが挙げられます。

便秘解消のために玄米ごはんを食べているという人もいますが、人によってはそれによって便秘が悪化する可能性があります。玄米による影響は、個人差がとても大きいのです。

玄米を多く食べると、便から水分が奪われて硬い便になります。ここまで本書を読んでいただいている皆さんならもう察しが付くと思いますが、それによって腸内の悪玉菌がおならを臭くします。

では、不溶性食物繊維は摂取しなくてもよいかと聞かれると、答えは「N

o！」。どちらもバランスよく摂取する必要があり、その理想のバランスは、水溶性食物繊維1に対し、不溶性食物繊維2となります。

ちなみに、この比率に近い状態で食物繊維を含むとてもありがたい食材があります。納豆やオクラ、ライ麦パン、キウイフルーツ、アボカド、人参、玉ネギがその一例です。

なお、まるで玄米が悪役というような印象を持った方もいるかもしれませんが、玄米は食後の血糖値上昇スピードが緩やかな低ＧＩ食品で、糖尿病予防効果も期待できます。

ハーバード公衆衛生大学院とブリガム女性病院の合同チームが発表したデータからも、それは明らかになっています。成人約20万人を対象に、22年にわたって行われた調査によると、日常的に摂取する白米の3分の1を玄米に置き換えたところ、2型糖尿病の危険性が16％低下、すべてを玄米をはじめとした全粒穀物にすることで、その危険性は36％も下がるとしました。

「便秘になるかもしれない」と玄米を敬遠するのではなく、まずはいつもの白米の2、3割を玄米に置き換えるところからスタートしてみてはいかがでしょうか。うんこの様子を見て、おなかと相談しながら玄米を上手に取り入れてみてください。

パンなら断然ライ麦パン！

忙しい朝はパンを食べているという人も多いと思いますが、そんな人にオススメする便秘解消食品がライ麦パンです。

もともとパンは、米や麺に比べると食物繊維をたくさん含んでいます。特にライ麦パンは食物繊維含有量が多く、水溶性食物繊維も多く含まれていて、水溶性と不溶性食物繊維のバランスが良い点も見逃せません。

他に、ミネラルやたんぱく質、ビタミンなどの栄養素も豊富です。食パンより、食後の血糖値が急上昇しない低ＧＩ食品でもあり、糖尿病をも防ぐ優秀な食品となっています。

きのこ類は本当によいうんこの味方か

便秘解消にきのこを食べる、という人の話を聞いたことがあります。さらには、「低カロリーでダイエットに最適！」なんて声も。これは本当なのでしょうか。

きのこ類の成分を調べていくと、その多くが水溶性食物繊維より不溶性食物繊維が大幅に上回っています。

もちろん、他の食材で水溶性食物繊維を補っていればいいのですが、ここはもっとわかりやすく、理想のバランスで水溶性と不溶性の食物繊維を含んでいるきのこをご紹介しましょう。

それはずばり、「ほんしめじ」。２種類の食物繊維を理想的なバランスで含んでいるだけではなく、腸内乳酸菌の増殖につながるビタミンDも多く含みます。加えて女性にうれしい鉄分も、椎茸の3倍以上。動脈硬化や高血圧を防ぐグアニル酸もたくさん含んでいます。他の食材との相性もよく、調理がしやすいといった点もうれしいですね。

実は腸に良いニンニク

ニンニク料理専門店が人気を集めるほど、ニンニク好きはとても多いように感じます。ガツンとした風味で、「スタミナがつく!」という気にさせてくれます。実際に、アメリカでは「最も予防栄養価の高い食品」としてニンニクが紹介されています。

「元気になる気がする」という精神的な面だけではなく、アメリカ国立がん研究所が「天然の植物の中に存在するがん抑制効果のある成分を主体にして、がんを予防する効果が発揮できるようにデザインされた食品」として挙げている食品がニンニクなのです。

ちなみに、他に予防栄養価の高い食品として挙げられていたのは、セロリや牛姜、人参、キャベツ、大豆、甘草などとなっています。

腸に関しては、ニンニクに含まれる香り成分の「アリシン」が効果的です。アリシンには、腸内で善玉菌であるビフィズス菌の増加をサポートしてくれるとい う、なんともありがたい作用があります。他には、消化液の分泌を促進して食欲増進にもつながります。

また、外部の細菌等の侵入を妨げる防御機能も併せ持っています。抗酸化作用も強いため、コレステロールを抑えるなどの効果も見込めます。腸内環境悪化に関係するストレスの解消にも役立ってくれます。

とはいえ、たくさん食べればよいというものではなく、大量に摂取することで逆におなかのトラブルにつながる可能性もあります。適量は、1日1かけら程度。

この適量を守り、おいしいニンニクとうまく付き合っていってください。

シリアル&ヨーグルトは、よいうんこのための鉄板メニュー

忙しい朝に役立つシリアル。実はこのシリアルにちょっとした工夫をすることで、よいうんこを作るためにぴったりなメニューになるのです。

その内容はとても簡単。シリアルにプレーンヨーグルトをかけるだけ。さらにドライフルーツもしくはオリゴ糖をかければ、いっそう腸内にやさしい献立となります。

繊維質多めのシリアルを選び、そこに腸内環境改善に効果があるヨーグルトをプラスすれば、もう皆さんならおなかに優しいメニューであることは説明せずともわかるはずです。

そしてドライフルーツ。柿やブドウ、バナナ、杏などは、生よりドライのほう

が食物繊維が6～8倍も多いのです。他の栄養素で考えてみると、カルシウムやカリウムも生よりドライのほうが増えます。

ドライフルーツは生より硬いため、しっかりと咀嚼する必要があります。これもポイントで、噛むことで満腹感を得やすくなり、食べすぎを防いでくれます。

ドライフルーツがない場合、人工甘味料をかけるよりはオリゴ糖をかけるほうがよいでしょう。オリゴ糖は人間の消化酵素ではほとんど分解できないのでそのまま大腸に届き、その代わり善玉菌のえさにはなってくれます。

ビフィズス菌はこのオリゴ糖をえさにして増殖する際、乳酸や酢酸などをつくり、これがウェルシュ菌などの悪玉菌の増殖を抑制してくれます。これがオリゴ糖による腸内環境改善の仕組みですね。また、砂糖に比べるとカロリーは半分程度という点もうれしいですね。

ただし、過敏性腸炎の方はこういった消化できない糖を摂取することで、おなかの調子を悪くしてしまうので気をつけましょう。

また、シリアルの注意点も最後に1点。シリアルは高カロリーの製品が多くあります。肥満傾向の人は気をつけてください。

適度な運動で快便に

次は、運動からよいうんこへとアプローチしてみましょう。腸内環境改善に効果的なのは、ウォーキングです。ハードなウォーキングをしろ！というわけではなく、「1日30分以上歩く」が理想です。

難しい人は、「ひと駅手前で降りて歩く」や「エスカレーターやエレベーターの代わりに階段を使う」というレベルを心がけてください。特別な時間をとらなくても、毎日の生活にちょっとした運動を取り入れていくのがコツです。

腸は、歩く際の振動で蠕動運動が活発になり、自然とうんこがしたくなるというわけです。さらには、歩くことで血流が盛んになって腸内温度も上がって善玉菌が増えることも、ウォーキングによって腸内環境が改善する理由です。

腸にとって、冷えは大敵。適度な運動といった体温を上げるような機会が少ないと、腸の消化吸収力は衰え、蠕動運動も弱まっていきます。ということは便秘にもつながっていきます。

ちなみに、腹筋運動やランニングといった緊張感を持って行う運動は交感神経が高ぶり、腸の動きが止まります。それらの運動の真っ最中は、腸の動きは止まっています。だからといって、腸のためにハードな運動がまったく効果がないかといえばそういうわけではなく、「排便関連の筋力をつける」といった長期的な目標に向けては効果があります。しかし、即効性という部分ではウォーキングや階段を使うことがオススメです。

また、腸自体を適度に動かすことも重要です。「腸を動かすって!?」と驚かれる方もいるでしょうが、これはとても簡単なこと。適切なタイミングで食事をすればよいのです。

適切なタイミングとは、1日に3回。朝食・昼食・夕食を規則正しくとることは、実は腸内環境の改善に役立つのです。食事や水分をとることで、腸は結腸の強い収縮運動である大蠕動をします。中でも大蠕動が起きやすいのが朝。ですから、特に朝食をしっかりとることが重要となります。

副交感神経が優位に働く朝の時間は、リラックス状態と言えます。その後は昼にかけて、交感神経が優位になり、緊張状態となります。この状態が続くと胃腸の運動が収まっていき、食欲もなくなっていきます。この状態が長く続くのはよくないので、昼食をとることで腸の動きが再び活発になり、副交感神経が働きだします。

もちろんのことながら、就寝前の食事はNGです。就寝前に食べることで交感神経が優位になったまま寝ることになります。

本来就寝中は、副交感神経が働き、腸による消化吸収が行われる時間帯。この消化吸収が行えなくなると、便秘につながるとされています。食べてから胃が空っぽになるまでは最長4時間とされていますので、夕食後4時間あけてから就寝するのが理想です。

スムーズな便通のために毎朝の習慣

便秘解消法の1つとして、「目覚めの1杯の水」を実践している人も多いのではないでしょうか。この方法、本当に効果があるのでしょうか。

確かに朝起きた後すぐにコップ1杯の水を飲むことで大腸が刺激され、蠕動運動が活発化して排便につながりやすくなるという効果があります。これ、実は飲んだ水が大腸に送り込まれて刺激する……というよりは、飲んだ水が胃に貯まるとその重さで大腸上部を刺激する、というのが理由です。

ということで、効果を得るためには水を一気に飲む必要があります。ゆっくり飲むのではなく一気飲み。少々乱暴に思えるかもしれませんが、これが重要です。

この便秘解消法では、「常温の水」と言われる場合もあるのですが、常温か冷たい水かは、腸にとっては関係がありません。

そもそも、冷たい水を飲んだとしても、腸に届く頃には体温になっています。それでも、「冷たいものを飲んだらおなかが痛くなる！」という人はいるかもしれませんが、それは、冷たい水が胃に刺激を与え、それによって腸の動きが激しくなっているだけです。

そしてもう1つ、ポイントがあります。水を飲む前に、うがいをすること。就寝中、唾液の分泌量が減少するため、口内には歯周病菌などが繁殖しています。うがいをせずに水を飲むと、これらの菌も一緒に取り込んでしまうことになるのです。理想は、うがいだけではなく、歯磨きも起きてすぐに行うとよいでしょう。歯磨き粉はつけなくてかまいません。

朝起きてすぐの歯磨きと1杯の水。これをぜひ習慣化してください。

理想のうんこのための理想の水

ではその水について考えてみましょう。女性の中には、便秘解消のために硬水を飲んでいるという方もいると思います。結論から言うと、その方法は正解です。硬水には、ミネラルが多く含まれ、便秘解消が期待できます。とはいえ、特有の味があるので、苦手であれば無理をせず、自分に合うミネラルウォーターを選んでください。

ちなみに水道水を、腸内環境改善という側面から考えてみると……。日本の水道水は塩素によって滅菌されています。この塩素、注意が必要で、塩素で滅菌するときに発生するトリハロメタンには発がん作用があるといわれているのです。

さらに、塩素が活性酸素を発生させる点にも要注意です。活性酸素は腸内で善玉菌を殺し、悪玉菌を増やして腸内環境を悪化させます。生活習慣病の原因ともなり、発がんを促すともいわれています。

以上の理由から、腸内環境改善を考えると、塩素の入っていないミネラルウォーターがオススメです。塩素を除去する浄水器の設置を検討してみるのもよいでしょう。炭酸水も便秘の人には効果があるといわれています。

水は朝の1杯だけではなく、1日に1～1・5リットルを目標に摂取しましょう。脱水は腸内環境の敵。朝から自分に合った水をこまめに摂取して、腸内環境を整えていきましょう。

スムーズな排便のために今すぐ効果が期待できること

理想のうんこをするために食生活や生活習慣の改善は必要です。とはいえ、便秘は毎日の生活に関わる待ったなしの問題です。そこで、今すぐ実践でき、かつスムーズな排便効果が期待できる方法を紹介しましょう。

それは、排便時の姿勢です。体の構造を考えると、よい便通につながりやすいのは和式トイレです。それは、「直腸肛門角」に理由があります。
角というように、直腸から肛門は、ほぼ直角に曲がっています。ですから、普段は肛門が閉じていて便が漏れてこないのです。排便時に直腸肛門角をゆるめやすいのは、和式便器を使っているときのスタイルです。和式の便器に座りこむ姿勢によってこの直腸肛門角が開き、かつ、腹筋の力を使っての排便がしやすくなります。

イスラエルの医師も、和式と洋式トイレでの排便時間に関する実験を行っています。その結果、和式トイレの排便時間が平均51秒だったのに対し、一般的な洋式トイレでは平均130秒。2倍以上の違いが出ています。さらには、一般的な洋式トイレのほうが残便感もあるという結果になりました。

とはいえ、現在、一般家庭では洋式便器のほうが多いでしょう。洋式トイレは、足やひざ、腰への負担が少ないというメリットもあるため、「和式トイレに替えよう！」といっているわけではありません。

和式便器の体勢による急な血圧上昇のリスクなどを踏まえても、個人的には洋式便器を推奨しています。

洋式のトイレでも、ちょっとした工夫でスムーズな便通につながりやすくなります。

それは、前傾姿勢でかかとを少し浮かせるというスタイルで排便をすることです。このとき、肘は太ももの辺りにくっつけるようにします。まるでロダンの「考える人」の姿勢のようですが、これによって直腸肛門角が開き、和式便器と同じような排便しやすい姿勢になるというわけです。

また、長時間いきみ続ければよいということではなく、3分以内を目安としてください。長い時間いきむと、今度は痔になりやすくなります。深呼吸をしながら、かかとを上げて前傾姿勢で。肘は太ももにつける。これで排便しやすくなるはずです。

排便時のおなかのマッサージも有効です。おなかの辺りを「の」の字に撫で

図6　排便時の理想的な座り方

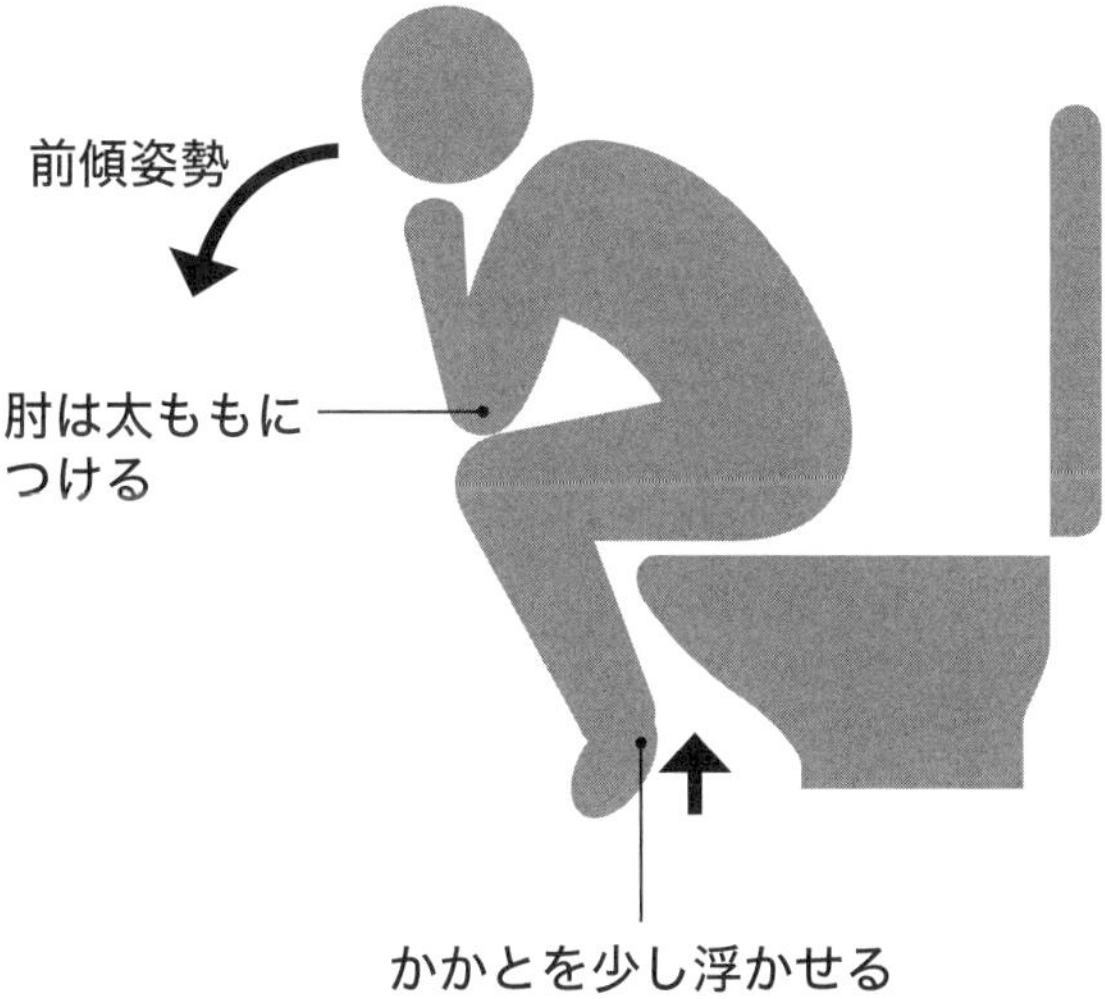

「考える人」のような姿勢が理想

てください。時計回りが原則です。逆回りにすると逆効果となります。

姿勢と便秘の関係性

姿勢と腸の関係性はかなり密接です。

最近では、パソコン作業をはじめとしたデスクワークを長時間している人が多いと思います。デスクワークによって同じ姿勢、特に猫背の姿勢が長時間続いてしまった場合、腸が圧迫され、腸の動きを妨害してしまいます。腸が圧迫されると、血流が妨げられたり、腸が腫れてしまったりと良いことはありません。これによって便通が悪くなり、便秘につながりやすくなります。

あとは、スマートフォンの長時間利用での影響も心配です。スマホを見るために首を前に60度傾けると、首には約27キログラムもの負荷がかかっているという発表が海外でありました。このような悪い姿勢が便秘につながっている可能性は高いので、よい姿勢を保つよう心がけてください。

「猫背を正して、胸を広げる。スマホを使うときは、できる限り頭を垂直に近い状態に」

これを心がけるようにしてください。

余談ですが、スマホを持ってトイレにこもる人はいませんか。「さぁ、出すぞ!」というときにスマホを持ってトイレに入り、操作をしながら便意が高まるときを待つ。こういった状況でしょうか。

しかしながら、長時間のいきみは前述のように痔につながります。いきむ目安は3分以内ですから、スマホを触っている時間はないのではないでしょうか。

うんこをしたくなったら、とにかくすぐトイレへ

第6章で触れていますが、小学生をはじめとした子どもたちの便秘は、「学校

のトイレでうんこをするのが恥ずかしい」といった感情から排便を我慢し、それによって悪化しているケースが多いです。

これは大人も同じで、とにかく「便意を感じたらすぐにトイレへ」が鉄則です。うんこを我慢し続けていると、直腸性便秘になる可能性が高まります。

直腸性便秘は、肛門のすぐ近くの直腸まで便が来ているにもかかわらず、排便につながらないタイプです。排便を我慢する習慣がついてしまうと、直腸性便秘につながる場合があります。さらには、浣腸での排便がクセになっている人も、直腸性便秘になりえます。

便意を感じたらすぐトイレへ。単純ですが、最も簡単で重要な便秘対策法なのです。忘れないでください。

牛乳を飲むとおなかゴロゴロの理由

牛乳に加え、アイスクリームやヨーグルトなどの乳製品は、乳糖を含んでいます。本来、牛乳にしても母乳にしても、赤ちゃんが飲むものです。なので、赤ちゃんは乳糖を分解する力を持っていますが、日本人の8割は乳糖を分解する力がありません。

とはいえ、日本人の8割が牛乳を飲んでおなかがゴロゴロしているわけではありませんよね。それは、腸内の細菌は分解できるからです。ただ、腸内細菌の状態によっては、腸内細菌が乳糖を分解した際に発生するガスが原因でおなかがゴロゴロしたり、下痢につながったりします。

牛乳を飲んでおなかがゴロゴロする人も、ヨーグルトは大丈夫、という人が多いのですが、これにも理由があります。それは、ヨーグルトには乳糖が含まれていますが、同時に乳糖を分解する菌も含まれているからです。

便秘の原因はねじれ腸？

最近「ねじれ腸」という言葉を耳にするようになりました。人体模型を見ると、大腸は四角い形を描くように腹部に位置していますが、日本人の腸は複雑にねじれたねじれ腸が多い、それが便秘の原因だなどとメディアでも取り上げられるようになりました。

しかし、ねじれ腸という言葉は医学的に存在していません。大前提として、腸は個人差がありますが誰でもねじれてしまう可能性があるのです。大腸は固定部分と自由に動くことができる部分に分かれており、自由に動く部分はねじれてしまうこともあります。

確かにひどくねじれると血流の悪化につながり、S状結腸という部分がねじれると「S状結腸軸捻転」という病名で呼ばれます。これは皆さんが想像するねじれ腸のような生易しい状態ではなく、腸が完全に回転してしまうせいで一部分がソーセージのように縛られてしまいます。

これによって便が通らなくなり、ガスもたまってしまっておなかが張り、激痛が引き起こされる病気です。ひどい場合は手術が必要になります。

でも俗に言うねじれ腸は、これを意味しているわけではありませんよね。「腹部マッサージでねじれ腸を改善して便秘を解消」などという方法もあるそうですが、便秘の根本原因は腸内環境の悪化にあります。

この根本原因を取り除かないと、たとえ他の方法で一時的に改善したとしても、便秘はぶり返してしまいます。

根本原因を取り除くためには、根気が必要です。安易に不確かな方法に乗ってしまわないよう、気をつけましょうね。

抗生物質で腸内フローラのバランスが崩壊

様々な病気の治療薬として使われる抗生物質。これらを腸内環境という観点で見ていった場合、悪影響があります。抗生物質によって善玉菌が減り、悪玉菌や日和見菌が増え、腸内フローラのバランスが崩れてしまいます。

抗生物質に負けない強い菌が出現する場合もあり、これが病原菌であった場合は感染症を引き起こす可能性があります。先に説明したとおり、免疫が落ちると日和見感染につながることもあり、抗生物質を使いすぎることで腸内への悪影響に加え、新たな病気の出現も引き起こします。

このような影響を最小限にとどめるために、乳酸菌生産物質を抗生剤と併用することが多いです。これによって、善玉菌の増殖をサポートし、耐性菌の出現も防いでくれる働きがあります。

とはいえ、抗生物質は医師からの処方で服用することになります。原則として、

「やたらと抗生物質を出す医師は信用してはいけない」です。風邪を引いて病院にいくとすぐに抗生物質を出す医師がいますが、持病等がない患者の場合は風邪程度では抗生物質は不要だというデータが出ています。

「この先、風邪で体力が低下していろんな感染症にかかる可能性がある」から抗生物質を出すという医師の言い分がありますが、抗生物質に予防効果はないという研究結果もありますし、なにより、抗生物質を不必要に使うことで耐性菌ができてしまいます。肝心なときに抗生物質が効かなくなることも考えられます。

そんな事態を防ぐためにも、信頼できる医療機関を見つけ、かかりつけ医をきちんと決めておくことが大切ですね。

第5章

うんことアンチエイジング

美肌とうんこの関係性

今では、女性はもちろん、男性もお肌に気を配っている人が多いことでしょう。そこで気になるのがお肌の状態と腸内環境との関係性です。

実際、便秘傾向のある人に、肌荒れが多いというアンケート方式の研究結果は得られています。メカニズムとしては、悪玉菌が増えると老廃物を産生し、これが腸から吸収されて、毛穴の黒ずみや吹き出物など、皮膚にも影響を及ぼすと考えられています。

また、腸内では11種類のビタミンを合成しています。腸内環境が悪くなると、ビタミン合成が鈍ってしまうため、肌トラブルを引き起こしやすくなります。

自律神経への影響も考えられます。腸内環境の悪化により、自律神経が乱れ、肌荒れにつながるということも考えられます。

ちなみに、いくらサプリメントを飲んだとしても、腸内環境が整っていないと吸収することはできません。

女性には特に関係があることですが、腸の環境悪化とむくみも関連性が高くなっています。便秘が続くことで腸内環境が悪化して老廃物の排出が鈍り、代謝低下につながります。これがむくみにつながり、冷えも引き起こします。女性の大敵ですね。

腸の老化防止でアンチエイジング

腸内壁の表面は、500万個ともいわれる絨毛に覆われており、表面積は30平方メートルにも及びます。そんな腸は、病原菌を見つけ出しては排除する機能も併せ持っています。しかしながら、加齢と共にこの機能は低下します。

また腸内環境が悪化すると、肥満にもつながっていきます。どのようなメカニズムかというと、腸内の環境が悪くなると、栄養吸収効率が低下します。栄養が正しく使われないので、皮下脂肪や内臓脂肪が付きやすくなります。栄養吸収の効率が悪いので、不必要にエネルギーを摂取する必要が出てしまい、肥満を引き起こす……といった具合です。

腸内環境が肥満に関係する

最近の研究結果では「デブ菌」なる存在も明らかになってきています。腸内が無菌の太っていないマウスに、肥満マウスの腸内細菌を移植した結果、痩せマウスの腸内細菌を移植した結果より体脂肪率が増加したという研究結果があります。

さらには2015年、「肥満の人から採取した腸内細菌を移植された人が急激に太った」という発表もアメリカでありました。これらのことから、腸内環境が肥満に関係するということがわかっています。

肥満とは、体内の脂肪細胞に脂肪が過剰に蓄積された状態を言います。脂肪分の多い食習慣を続けることで腸管の機能が低下し、老廃物の排出も滞っていきます。老廃物などがたまっていくと、腸は敵からその身を守ろうと炎症を起こします。この炎症はとても低レベルではありますが、長期間続く「慢性炎症」と呼ばれます。

すると今度は、この慢性炎症が他にも飛び火していきます。炎症を引き起こす物質は、腸から全身に流れ出します。これにより、脂肪細胞の炎症につながります。脂肪細胞の慢性炎症は、肥満の原因の1つであるとわかってきています。慢性炎症は弱い炎症ではありますが、修復が不可能な点が厄介です。また自覚症状もほとんどありません。

この慢性炎症は、血管や膵臓など他の臓器へとうつっていく可能性もあります。慢性炎症が原因となり臓器細胞が破壊され、それが生活習慣病の発症へとつながっていきます。

消化吸収だけではなく、肥満や生活習慣病とも深く関係している腸。腸の不調を見逃さないためにも、毎日のうんこチェックは欠かさず行いたいものです。

腸内洗浄はアンチエイジングに効果あり?

便秘の解消やアンチエイジング目的で、腸内洗浄をしている人はいませんか。一度の腸内洗浄でおなかはすっきりするかもしれませんが、正直あまりおすすめはしません。その理由としては、感染症リスクのほか、腸の粘膜が傷ついたり、直腸に穴が開く恐れもあるからです。

腸内洗浄でおなかがすっきりしたといっても、それは一時的なものです。しばらくするとまた便秘で苦しむことになり、腸内洗浄をしたくなる……というスパイラルに陥ります。そうすることで、自力での排便がいっそう困難になる可能性もあります。

便秘になるということは、これまでに何度も説明してきたとおり、原因があるわけです。その場しのぎの腸内洗浄をすることで、その原因を見逃すことだってありえます。医師の診断のもと、その必要性が認められた場合を除き、腸内洗浄は避けたほうが良いでしょう。

宿便は存在しない

先ほど否定的な意見を述べました腸内洗浄ですが、腸内洗浄の中には「宿便も排出してスッキリ！」といった謳い文句と共にPRしているものも少なくありません。「宿便を取れば〇キログラムやせる」と謳ったものもありますが、本当はそんなに何年も腸内にこびりついた宿便というものは存在しません。

医療界では、便秘症状で腸内に長い時間滞留している便を宿便といいます。これは、皆さんが宿便というとイメージするような、長期間、腸内壁にべったりとヘドロのようにこびりついているものを指すのではありません。

大腸は常に蠕動運動をしています。ですから、便が年単位で同じ場所にこびりついていることはまずありません。

下剤には習慣性がある？

「週末トイレ症候群」という言葉をご存知ですか。若い女性に多いのですが、平日の月曜から金曜は忙しくてトイレの時間が取れなかったり、またストレスから排便がなく、仮にあったとしても恥ずかしさから自宅外のトイレで排便ができないそうです。

5日もの間便を我慢し、ゆっくり時間が取れる週末に、下剤を使って自宅のトイレで一気に排便をする、というものです。下剤がこんな風に使われるなんて驚きです。

しかし一方で、「下剤を使っているうちに、あまり効かなくなってきた」という声も時折耳にします。これは本当なのでしょうか。

大腸を刺激して、すぐに排便効果がある下剤（刺激性下剤）は、一般に使われる下剤の約7割を占めます。連続して使用すると、自然排便が困難になってしまうことがあります。

そして、増量して服用し、さらに耐性が付き……と悲惨な状態になってしまいます。大竹医師が診察した患者さんの中には、毎日40錠もの下剤を飲まないと排便しないという方もいたそうです。

また、刺激性下剤の長期服用で、大腸にも変化が起きます。腸全体が黒く変色する「大腸メラノーシス」と呼ばれる状態です。腹痛などは引き起こしませんが、この黒い色素が曲者。腸の神経に悪影響を及ぼすため、さらに腸の動きが鈍くなってしまったり、腸の免疫機能に影響を与える可能性も危惧されています。

下剤は、慢性的な便秘の治療薬ではありません。一時的に効果が出ているに過ぎません。毎日の服用は避け、本当に必要なときだけにしておきましょう。

「うんこでデトックス」って本当？

体内に蓄積した有害物質を体外に排出するデトックス。有害物質とは、摂取する食べ物に含まれるものや体内で生成される毒素のことを言いますが、多くは老廃物として大腸に運ばれます。

一時期、「発汗を促してデトックス」するといったものが流行しましたが、実は毒素の75％がうんこから排出されるのです。現代では様々なデトックス法がメディアでも紹介されていますが、この最大のデトックスである「うんこ」を無視してよいわけがありません。

最近では、就活や婚活というような「腸活」というワードも出てきています。食物繊維や善玉菌を含む食品を摂取して腸内環境を整えようというもので、女性誌やヘルスケア誌でも特集が組まれるほどの注目度の高さです。

腸内環境を整えて正しい排便をすることは、適切なデトックスにもつながるということ。ますます排便の重要性を感じますよね。

第6章

現代社会が抱えるうんこ問題

「学校でうんこができない」という小学生

前章までで、うんこの基礎知識と、正しい排便の大切さを解説してきました。ここまで読んだ皆さんなら、腸内環境を整えて正しい排便をすることがいかに大切かということを理解していただいているはずです。

しかし、小学生の保護者を対象にしたNPO法人日本トイレ研究所の調査（2016年6月）によると、小学生の子どものうち20・2％、実に5人に1人が便秘状態にあることがわかりました。

学校のトイレでのうんちについては、14・4％が「まったくしない」と回答しています。「ほとんどしない」と合わせると49・7％、小学生の2人に1人が学校でうんことしないと答えています。

では、なぜ学校でうんこをしようとしないのでしょうか。その理由としては、「友だちに知られたくない」が55・9％、「友だちにからかわれる」が36・4％にものぼりました。

小林製薬の「小学生のトイレ実態調査２０１６」の結果を見ても、「学校トイレでうんちをしたくない理由」として「恥ずかしいから」「落ち着かないから」「からかわれそうだから」といった周囲の目を気にする内容と、「トイレが汚いから」「和式トイレが苦手だから」「トイレがくさいから」といったトイレ環境を指摘する理由が挙がっています。

「小学校でうんちをすると『からかわれそう』と感じる割合」は、男子児童と女子児童で20％もの差があり、男子児童が43％と高い割合になっています。

男子トイレは、小便器と大便器の個室が別々に存在する構造になっており、個室に入ることで排便していることが周囲に知られることにつながります。こういった構造面が、排便の心理的ハードルを高めているといえるでしょう。

女子児童も、学年が上がるにつれ人目を気にする気持ちが強くなるため、学校トイレ問題とはもちろん無縁ではありません。

国が学校トイレに取り組む！

文部科学省による2016年4月の調査によると、公立小中学校におけるトイレの全便器数は約140万個で、そのうち61万個（43・3％）が洋式便器、79万個（56・7％）が和式便器と、和式便器の数が上回っています。トイレ整備に対する教育委員会の方針は、85％が学校で洋式便器のほうを多く設置する方針ですが、さまざまな要因で整備が進んでいないようです。

そんな中、TOTOは内装メーカーらと共に1996年に既に「学校のトイレ研究会」を発足。学校のトイレに関するデータを発表し続け、学校トイレの環境改善活動を行ってきています。

2015年には、国レベルで学校トイレに関しての議論がなされました。学校トイレが校舎の老朽化などが理由で6K（暗い、こわい、臭い、汚い、窮屈、壊れている）と言われているという現実。

さらには、排泄の恥ずかしさやトイレのネガティブイメージも関係して、トイレがいじめの温床になっている点が、内閣官房「暮らしの質」向上検討会で指摘されています。洋式便器より和式便器が多い学校は約6割にのぼり、学校トイレの改修が進んでいない現状についても触れています。

そして、「学校トイレは学校全体の老朽化対策の一環として、改修に対する補助も含め対策を推進する」としています。

実は、学校トイレは大人たちにも大きく関係します。災害時、学校が避難場所として指定されているケースが多いです。2016年4月に起きた熊本地震の後に開催された文部科学省「熊本地震の被害を踏まえた学校施設の整備に関する検討会」では、市民からトイレに関する声が多く、「和式は高齢者には使えない」という内容も報告されました。

そして2017年1月、東京都は洋式トイレ化加速のために37億6700万円の予算を計上すると発表しました。2020年度までに、都営地下鉄の駅の9割、公立小中学校の8割のトイレの洋式化を目標として掲げました。

さらに、佐賀県鳥栖市は2019年度までにすべての小中学校トイレの洋式化を掲げました。これらは、自治体の動きのほんの一例です。学校トイレの洋式化に向けた動きは全国の自治体に広まっています。

「便育」の必要性

このように、国や自治体の取り組みの成果もあって、学校トイレのハード面での改善はなされつつあります。あとはトイレを使う子どもたちの気持ちの問題といえるでしょう。

排便には、恥ずかしい、汚い、臭いなんていうネガティブイメージをはるかに上回る意味があることを理解してもらう必要があります。便意を感じたら、できる限り早いタイミングでの排便が必要です。我慢をしているとそのうち便意が消失してしまい、排便の機会を失います。

そのうち、肛門近くまで便が来たとしても便意を感じにくくなってしまい、これにより、便秘が一層悪化してしまいます。そして、おなかの中に便がたまっている状態に慣れてしまいます。

これは、もちろんのことながら危険な状態です。なぜなら、将来的に大きな病気につながってしまう可能性があるからです。

排便の必要性は大人なら誰もが感じるところですが、子どもたちに全員満遍なくその意識を浸透させていくのはかなり難易度が高いと思います。ですから排便の重要性を広める「便育」を家庭はもちろん、学校単位で実施してもらいたいと私は考えます。

うんち教室が開催

学校向けの取り組みとしては、ＮＰＯ法人日本トイレ研究所と王子ネピアが「うんち教室」を展開しています。子どもたちとうんこやトイレの大切さを話し合うプログラムで、小学校への出張教室を行ってきました。現在も、うんち教室を実施してもらうための研修会を小学校教諭を対象に開催しています。

少し前のことになりますが、２０１４年には、東京・台場でトイレとうんこに関する展覧会が開催されました。日本科学未来館とフジテレビジョン主催で、「トイレ？　行っトイレ！　ボクらのうんちと地球のみらい」と題した企画展で、みんなが関わる排泄のことや、一人ひとりにとって幸せなトイレとは何かということに正面から向き合った内容でした。

ヤギや羊、モルモットといった動物のうんこをじっくり観察したり、親子で参加できるうんこに関するワークショップがあったりと盛りだくさん。動物のうん

図7　企画展「トイレ？ 行っトイレ！ ボクらのうんちと地球のみらい」

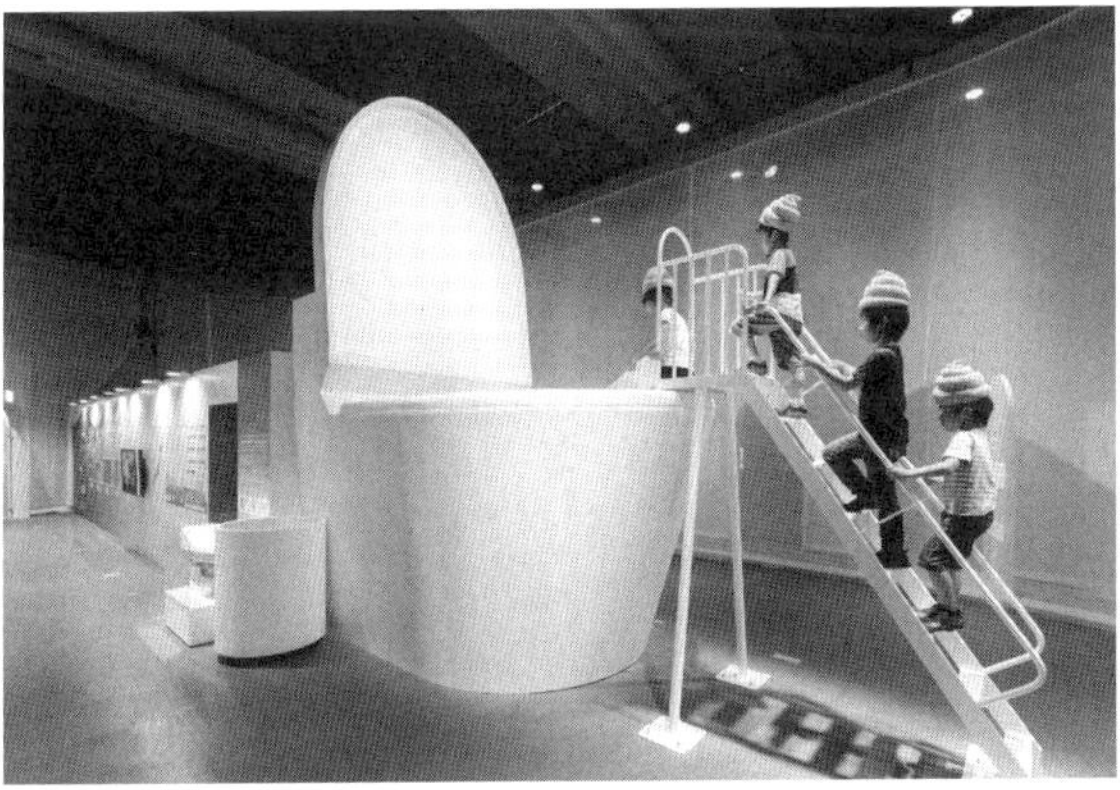

展示会場の様子

トイレに関わる問題は深刻であるにも関わらず、地球温暖化、エネルギー問題に比べ認知度が高くありません。あらゆる側面で私たちの「生きること」に関わっているこの問題をオープンに、そして愉快に語り合うことを目的に企画展が開催されました。
来場者数：235,063人
会期：2014年7月2日（水）〜10月5日（日）

こはにおいが漏れないよう容器に入れられていましたが、これだけまじまじとうんこを観察する機会は貴重だったに違いないでしょう。

また、ブリストルスケースに基づいて、人間のうんこももちろん模造品ですが展示されていました。イベントの一部を、放送作家の鈴木おさむさんが担当していたというのも面白いです。

7月から10月まで開催され、途中、夏休みもあったので子どもの来場者ももちろん多かったのですが、おしゃれな今どきの若いカップルも多数来場していて驚きました。有料イベントですが大勢の人々が訪れ、関心度の高さが伺えました。

便育に関して、いまは民間のほうが積極的に取り組んでいる印象が強いですが、やはりその重要度から国がしっかりと牽引していってほしいものですね。

「うんこ漢字ドリル」のヒット

排便という行為に対し、ネガティブなイメージをなくして興味を持ってもらい、食べることと同じくらい尊い行為なんだということを、子どもたちに浸透させる必要があると感じます。だからといって、何も難しい話をする必要はありません。

例えば200万部を突破したヒットシリーズ「うんこ漢字ドリル」では、すべての例文にうんこが登場しますが、「うんこでむすばれた友情」「うんこを使って害虫をくじょする」といったようにポジティブ要素を入れるように心がけていたそうです。

その辺りが親御さんにも受け入れられ、大ヒットとなった要因のひとつでもありそうですね。

歌を通じて興味を持ってもらいたい

私も少しでも子どもたちにうんこ、排便に興味を持ってもらおうと、バンド〝サトミツ&ザ・トイレッツ〟を結成し、CDをリリースしました。トイレの素晴らしさを歌で表現し、トイレに関わる諸問題を歌で解決することを目的としているバンドです。

もっとうんこに対してポジティブな気持ちになれるよう、「あしたトイレに行こう」「KUSOしてみて」といった楽曲を発表しています。トイレ関係の各種イベントにも出演していますし、今後もこの活動に注力していきたいと思っています。おかげさまで2017年11月10日（イイトイレの日）に、メジャーデビューアルバム『ホワイト・アルバム』をリリースすることになりました。

学校でも恥ずかしがらずにうんこができるようになれば、もっと学校生活が楽しくなることでしょう。そんなお手伝いを、私自身も行っていきたいです。

トイレの素晴らしさを歌で表現するバンド「サトミツ＆ザ・トイレッツ」

どきどきキャンプ佐藤満春が立ち上げた世界で唯一のトイレバンド。佐藤の呼びかけにより、トイレが好きで仕方ないというミュージシャンが招集された。

トイレの素晴らしさを歌で表現し、トイレに関わる諸問題を歌で解決することを目的としている。

2016年11月10日インディーズ盤「あしたトイレに行こう」をリリース。そして2017年11月10日「ホワイト・アルバム」でメジャーデビューを果たす。


『ホワイト・アルバム』

2017年11月10日（イイトイレの日）発売!!

BVCL-841 ¥2593（税抜）／¥2,800（税込）

≪収録曲≫
1. 日本のトイレからこんにちは（作詞：佐藤満春・山田稔明／作曲：山田稔明）
2. ぷりぷり行進曲（作詞：佐藤満春／作曲：伊藤健太）
3. 僕の小さな悩み事（作詞：伊藤俊吾・佐藤満春／作曲：伊藤俊吾）
4. KUSOしてみて（作詞：山田稔明・佐藤満春／作曲：山田稔明）
5. PULP！（作詞・作曲：佐々木良）
6. THEO（作詞・作曲：サトミツ＆ザ・トイレッツ）
7. ノー・トイレット・ノー・ライフ（作詞：佐々木良・佐藤満春／作曲：佐々木良）
8. トイレと革靴（作詞・作曲：伊藤俊吾）
9. 答えはトイレのなか（作詞・作曲：山田稔明）
10. あしたトイレに行こう（作詞：伊藤俊吾・佐藤満春／作曲：伊藤俊吾）
11. 今夜はCLEAN IT！（作詞：佐藤満春／作曲：山田稔明）

＜メンバー＞
イトイレット・KEN（Ba. 伊藤健太 /ex ゲントウキ）
猫すなお先生（Gt&Vo. 山田稔明 /GOMESTHEHITMAN）
うんちもり森（Dr. 森信行 /ex くるり）
戸井廉太郎（Vo 佐藤満春 / どきどきキャンプ）
リニクリ 俊吾（Gt&Vo 伊藤俊吾 / キンモクセイ）
トイ・レノン（Gt&Vo 佐々木良 / キンモクセイ）

子どものトイレ問題に関し、家庭ができること

小学生を中心とした子どもたちの便秘は社会問題として、国でも取り上げられるようになりました。各自治体も学校トイレの改善に取り組んでいます。それ自体はうれしいことではありますが、明日すぐに学校トイレがすべて洋式になり、胸を張って学校でうんこをできる環境になるかといえばそういうわけではありません。

しかし、子どもたちの便秘は今日の問題です。いち早く解決に向けて取り組む必要があります。そこでやはり大切になってくるのが、子どもの排便状態を親が把握し、生活サイクルを整え、登校前の朝の時間にしっかりと排便をする習慣を身に付けることです。

まず大前提として、いま子どもたちがトイレトレーニングのころから使い続けている洋式トイレは、排便の観点だけで言うとそれほどよいものではありません。

和式のほうが排便しやすい姿勢になるのは前述のとおりです。

なので、第4章で紹介したような排便しやすい姿勢になるよう、パパ・ママがサポートをしてあげるとよいと思います。かかとを上げての前傾が難しければ、かかとの辺りに小さなステップを置き、そこにかかとを乗せると良いでしょう。

さらに、小学生のお子さんがいる読者の方は、お子さんの排便コンディションを把握するよう努めましょう。どんな状態のうんこをし、どの程度の周期でうんこをしているか、うんこをする際にスルリと出ているか……。これらの要素をしっかりと把握してあげることが大切です。

そして、朝、自宅でしっかりと排便するために大切なのが朝食です。朝ごはんをしっかりと食べたその後の時間が、排便の最大のチャンス！　ここでしっかりとうんこを出しておけば、「学校でしたくなるかも……」といった不安な気持ちも軽くなることでしょう。

朝、ギリギリまで寝てしまい、時間がなくて朝ごはんを抜く子どももいると聞きます。しかし、「毎朝、家でうんこをする！」といった排便サイクルを整えるためにもぜひ朝食をしっかりとってもらいたいと思います。

食事中のうんこは絶対にだめ？

パパ・ママの中には、お子さんが食事中に「うんこ！」と言ったら、「お行儀が悪いから食事が終わってからにしなさい！」と注意している人はいませんか。実はお子さんのその言動、健康な腸である証拠なのです。

食事をすると、食べたものは1分以内で胃に移動していきます。胃の中に食べ物が入ると、その重みで胃の下にある腸を刺激します。と同時に、食事が始まると脳が腸を動かすよう指令を出します。このようにして腸が動き出すことによって、肛門近くの直腸にたまっていた便が排出されようとします。

食べたものは、便になるまで30～１００時間もかかるので、食事中に便意を感じたからといって、つい先ほど食べたものがすぐさま便になっているわけではありません。

若い元気な人や子どもといった腸が健康な人になれば、食事中に便意を感じることも多いです。もしお子さんが食事中に「うんこ！」と言った場合は、腸がとても健康である証拠です。

マナーの問題はあるかと思いますが、こういった行動を許すことも、便育につながるのではないでしょうか。無理に我慢をすることで便秘にもつながりますので、子どもの排便は自然に任せるのが一番良いでしょう。

子どもが便秘にならないために

子どもが便意を感じたら、とにかくいつでもどこでも出すように心がけるのが大切です。たとえ食事中であっても、トイレに行かせてあげてください。きちんと排便ができると、「すっきり」した感覚があります。

これは直腸内にたまっていたうんこが空っぽになったという証拠。残便感がなく、このすっきりした状態がとても大切なのです。

食べたものが胃に入り、その重みで腸が刺激され、腸の蠕動運動が起きます。なので食後はうんこをする最大のチャンスです。日々の生活にゆとりを持って、忙しい朝の時間帯も食事のあとのトイレの時間をきちんと確保しておくことが重要です。

大人の場合は圧倒的に女性に便秘が多く、男性に下痢が多いという傾向がありますが、子どもの場合は男女関係なく便秘になります。排便自体に何かしらネガティブな印象を持ってしまうと、腸の蠕動にも関係してしまうので、子どもが排便行為自体をポジティブに捉えられるよう、家庭でもサポートしていきましょう。

排便を我慢し続けると、直腸が正常に機能せず、なかなか便意を感じない体になってしまいます。こうなると元の状態にするために、医療機関での受診が必要となります。

そうならないために、便意を感じたら我慢をしない！　できるだけ早くトイレへ！　これを徹底していきましょう。

排泄と音

ここまで子どもたちの排便やトイレ設備の問題を解説してきましたが、大人だって排泄に関して問題がないわけではありません。週末トイレ症候群の女性たちは、自宅外のトイレで排便することに「恥ずかしい」などといった様々な理由から抵抗を感じています。

ＴＯＴＯの調査（２０１４年「外出先のトイレに関するアンケート」）によると、65％が「自分の排泄音」が気になると回答し、35％が「他人の排泄音」が気になると回答しています。

排泄音は女性だけが気にしているのかといえば、そういうわけではありません。男性の約5人に1人がトイレ用擬音装置を「設置してほしい」と回答しています。また別の調査では、男性の約4割が大便器ブースで水を2度以上流したことがあると回答しています。若い世代ほど排泄音を気にしているという結果も出ており、トイレでの「音問題」は男女関係なく存在するということがわかります。

皆さんご存知のトイレ用擬音装置「音姫」は、1988年に誕生しています。排泄の際に音消し目的で水を流す人が多く、消音に加え、節水の目的を持って世に送り出されました。

その後も改良が加えられ、「自分で作動させるのが恥ずかしい」という意見を反映させ、センサーによって人を感知すると自動的に鳴り出すタイプも開発されました。

実はこの排泄音、日本人は江戸時代から気にしていたといいます。既に江戸時代には「音消壷」という壷の存在が確認されています。身分の高い人向けのもので、お付きの人が水が入っている壷の栓を抜き、流れ落ちる水の音で排泄音を消そうとしていたそうです。

この音消壷、女性だけが使っていたかというと、そういうわけではありません。男性も江戸時代から使用していたというから驚きです。排泄音に関する日本人の恥じらいは、江戸時代から続くものだったのですね。

大腸菌はトイレットペーパー10枚を通過して手に

トイレでの排泄が終わると、皆さん手を洗いますよね。……しかしながら、驚きの調査結果があります。消費者庁が16歳から65歳の男女2000名を対象に行った調査によると、トイレ後の手洗いについて、「小便後のみ手を洗わない」「大便・小便後に手を洗わない」「大便後のみ手を洗わない」を合計すると15・4%という結果が出ました（家庭での手洗いが対象）。

またライオンが首都圏の保育園と幼稚園に通園する子ども約100名に対して行った調査では、58％と半数以上の子どもがトイレのあとに、石鹸やハンドソープを使わずに水だけで洗っているという結果が出ました。なんとも恐ろしい結果です。

うんこには非常にたくさんの細菌が含まれ、排便のあとの手には、病気を引き起こす病原体が付着しています。たとえ直接うんこを触っていなかったとしても、トイレットペーパーにしみこんで手に付着するのです。大腸菌は、トイレットペーパー10枚以上を通過して、手に付着するというデータもあります。

ペーパーで拭いてから手を洗うまでの間に、水洗レバーやドアノブを触るということは、病原菌を様々な場所に塗りつけているのと一緒なのです。排便後は極力他のところは触らずに、速やかに手を洗うのが理想です。手を洗う際には石鹸を使い、指先や指の間、手首など、隅々までしっかりと洗います。

感染症の多くは、「手」を介して感染していきます。例えば冬場に患者数が急増するノロウイルスも、食べ物から感染する人より、患者の糞便などから感染していくケースのほうがはるかに多くなります。O157などの腸管出血性大腸菌も、不特定多数が利用する会社や公共のトイレなどで感染する可能性があります。

トイレのドアノブや水洗レバーなどを触ることで病原菌が付着し、さらに階段の手すりや電車のつり革などに手を介してウイルスが付着していきます。これを触った人が、その手で目をこすったり、口に手を当てたりした際にウイルスが体内に侵入していくわけです。

こういったウイルスの体内への侵入を完全に防ぐのは困難ですが、広がりを防ぐためにも、トイレのあとの手洗いは必ず行うようにしてください。

うんこの後の正しい拭き方

排便後の拭き方、意外にも次のスムーズな排便のためにも重要です。中には、トイレットペーパーに付かなくなるまで、とにかくゴシゴシと拭いているという人もいるかもしれません。

ですが、理想のお尻の拭き方は、赤ちゃんがうんこをしたあとに、パパやママがお尻ふきでやさしい力でそっと拭いているような方法です。

大人の肛門もとてもデリケートなので、力任せにゴシゴシと拭くのではなく、「やさしく」が基本です。ダイナミックに拭き去ることで、実はうんこを肛門の周りに塗り広げているような状態になります。なんと不衛生な状態でしょうか。そんな拭き方をしている人は、今日からやめるようにしましょう。

基本的には、トイレットペーパーを左右や上下に動かしてはいけません。肛門に力を入れて閉めるようなイメージで、そこにトイレットペーパーを押し当てるような感じです。肛門やその周りを傷つけないよう、「やさしく拭く」を徹底してください。

また、温水洗浄便座を利用する際は、「水の勢いが強いほうが汚れが取れる気がする」と水圧を強めにして使う人がいるといいます。しかしこれだと、洗浄後の水が便器内で飛び散り、便の中の菌が尿道を経由して膀胱に入ってしまい、膀胱炎を引き起こすことがあります。

膀胱炎はひどくなると腎盂炎《じんうえん》、さらには敗血症に至る可能性があります。最悪のケースとして、命に関わることもある怖い病気です。温水洗浄便座を使う際は、軽く洗い流す程度がよいでしょう。

第7章 介護と排便

「排泄は自分でしたい」思いとの乖離

高齢化率が今後も上昇していくと見込まれている日本。「超高齢化社会」へと突入した日本ですが、介護が必要となる要介護高齢者も増加していきます。この介護という領域において、介護する側にとってもされる側にとっても大きな問題となってくるのが「排泄」です。

排泄は、食べることと同様、生きていくうえで欠かせない行為です。しかも、子どものころからごく自然に行ってきた行為です。これを、介護が必要になったからといって、「じゃあ今日から他人に排泄を手伝ってもらうよ」と割り切れるものではありません。家族ですら、排泄介助を行ってもらうことに抵抗があるという人は多いです。

排泄が自分でできなくなるということは、健康な人には想像できないくらい、自尊心を傷つけている可能性があります。とても難しい問題です。

また、介護する側にとっても、たとえ相手が親や配偶者であっても抵抗があるというケースは少なくありません。さらには、尊敬している親や仲睦まじい配偶者が自分で自分でトイレに行けなくなったという事実に、ショックを感じる人もいます。

自分でトイレに行きたいという意思が本人にあっても困難ですし、夜中を含めて日に何度もあるトイレ介助は、介護する側への負担も計り知れないものがあります。ですが、自立排泄は人間としての尊厳に関わるものです。意に反した排泄スタイルを強要することは、生活全体の意欲低下につながりかねません。

ちなみに、トイレで足を開いて座りながら前傾姿勢をとるスタイルは、解剖学的にも排泄に適した姿勢といわれています。排便をする際には蠕動運動により便を直腸に送ったり、直腸を収縮させたりという力が必要になります。これが、紙おむつをつけてベッドに寝たままの姿勢では、踏ん張ることができません。

また、トイレで座ることで、重力に従って便が下に落ち、排出されやすくなります。寝ている状態は重力の助けを得ることができず、最も排便しづらい姿勢といえるでしょう。

高齢者は便秘になりやすい

便秘は女性に多いというデータを第3章で示しましたが、高齢者となると話は変わってきます。「平成25年　国民生活基礎調査」によると、便秘を訴える男性は、60代から増えだし、80代になるとその割合は女性より多くなります。

その理由として、前述のとおり、加齢と共に腸内環境も老化していくということが考えられます。加齢と共に悪玉菌は増え、それは腸の機能低下につながります。そして便が長い時間腸内に滞留し、便の水分が腸に吸収され少なくなっていきます。便が硬くなることで、ますます排便しにくくなるのです。

他には腹筋やいきむ力が弱くなること、直腸や肛門の感覚の鈍化といった原因も挙げられます。また、運動不足による血行の悪化も便秘へとつながります。高血圧の治療薬など、薬剤が原因となっている場合もあります。

高齢になると食事量も少なくなることから、よいうんこに必要な食物繊維の量まで減ってしまい、便秘につながります。排泄が億劫で、排尿の回数を減らすために水分を我慢し、便秘を引き起こすケースもあります。介護する側がこまめに声をかけ、水分摂取を促すようにしましょう。

他に、高齢者の便の特徴として、便秘だけではなく、先ほど説明した理由から便の色は黒ずみ、においもきつくなる傾向があります。

排泄介助を変える画期的製品

高齢者において、便秘は性差なく存在する問題です。少しでも便意を感じたなら、我慢せずに排便できる環境を整えたいというのは、介護される側にとってもする側にとっても共通の願いでしょう。

そんな中、ＴＯＴＯが画期的な製品を発売しました。２０１３年に発売した「ベッドサイド水洗トイレ」です。

これまで、ベッドの隣にポータブルのトイレを設置することは可能でした。ですが、排泄後には汚物を処理する必要があり、やはりにおいの問題もありました。

そこで登場したのがこのベッドサイド水洗トイレです。水洗トイレなので、もちろんのことながら排泄後の汚物処理の必要はありません。においに関してもかなり軽減されています。ベッドから2、３歩のすぐ近くに設置することができ、暖房便座や脱臭機能、温水洗浄機能も付いている充実ぶりです。

利用者からは、「これまでは夜のトイレが大変でしたが、ほとんど歩かず行けるようになりました。音も静かで革命的です」「1人でいるときも安心。気持ちが前向きになり、自分で身支度をしたり、ネイルやお化粧にも気を配れるようになりました」との声が集まっています。

介護する側からは、「ポータブルトイレは、使用のたびにバケツを洗っていた

図8　ベッドサイド水洗トイレ

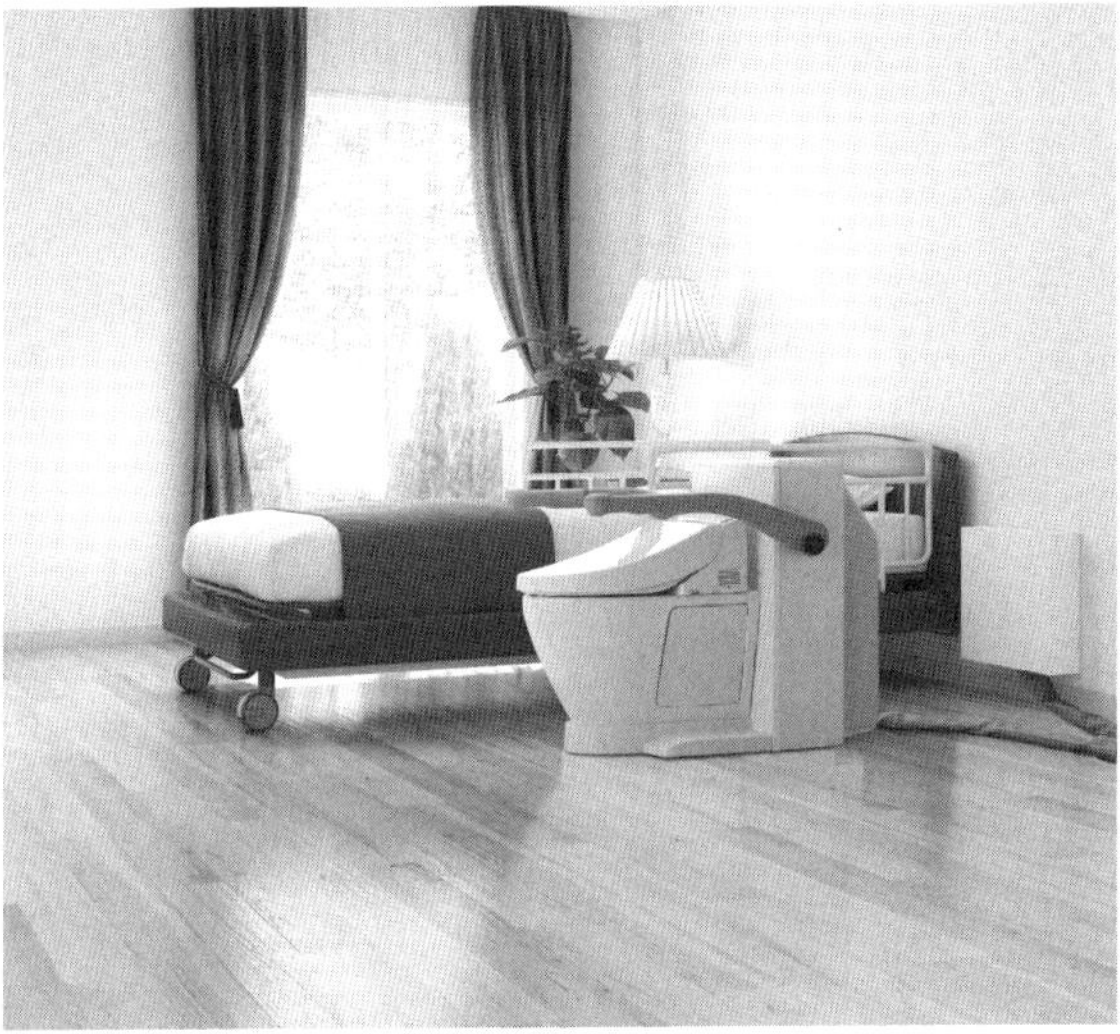

発売：2013年9月30日（初代モデル）
※2017年10月2日にモデルチェンジされました。
希望小売価格：398,000円（税抜、設置・工事費別途）

ので、このトイレを使って『流せる！』と感動しました。流せるからにおいも気にならず、心にゆとりができたことで私も母も笑顔になりました」との感想が届いています。

要介護者の中には、「汚物処理を家族に頼むのが心苦しい」という人もいます。そういう方の場合ポータブルトイレや紙おむつの使用も難しく、転倒リスクと隣り合わせという状態で寝室からトイレまで歩くことになります。それがベッドサイド水洗トイレの登場で排泄問題が大幅に軽減され、介護する側も「転倒への不安などのストレスが減りました」と喜んでいるといいます。

このトイレは床に固定をしないので、設置後も状況に応じて移動させることが可能です。希望小売価格は39万8000円（税抜き、設置・工事費別途）ですが、「介護保険特定福祉用具購入」の対象となりますので、設置のハードルも低くなっています。

20代男性の「うんこ漏れ」が奇跡を起こす

そしてさらに画期的な排泄に関する製品が開発されています。それは、排泄予知デバイス「ＤＦｒｅｅ（ディーフリー）」。マッチ箱程度の小型デバイスを下腹部に医療用テープで装着することで、超音波センサーが排尿のタイミングを予測します。スマートフォンアプリと連携し、排泄のタイミングを前もって通知してくれます。現在は、排尿のみですが、排便予測も現在、実用化に向けて開発中です。

このＤＦｒｅｅを開発したのはトリプル・ダブリュー・ジャパンというスタートアップ企業ですが、誕生のきっかけが代表取締役の中西敦士さんのお漏らし体験だというから驚きです。

中西さんは29歳のとき、留学中のアメリカでなんとうんこを漏らしてしまったのだといいます。カリフォルニア州バークレーの道端で、激しい便意に突然襲われ、ズボンをはいたまま……。かなり激しく……。

この惨劇以来、外出をすると「また漏らしてしまうかも」と怖くなり、「どうすれば同じ悲劇を繰り返さないで済むか」を考え続け、家に引きこもるようになってしまったといいます。

「一生うんこをしなくてもよくなる手術はないか」などと真剣に熟考していったそうです。そしてたどり着いた答えが、排泄を予知する装置の開発でした。

まだ20代だった中西さんの壮絶体験がもとで誕生したＤＦｒｅｅは、介護の世界で特に注目を浴びています。

既にフランスの介護施設で使用が開始され、日本でもＮＥＤＯ（国立研究開発法人新エネルギー・産業技術総合開発機構）からの助成金を獲得し、アクセンチュアや伊藤忠ケミカルフロンティア、伊藤忠テクノソリューションズ、パラマウントベッド、リヴァンプといった企業との共同研究も行っています。

神奈川県川崎市では、ＤＦｒｅｅを介護施設で利用する際に市が費用を助成す

図9　排泄予知ウェアラブル「DFree（ディーフリー）」

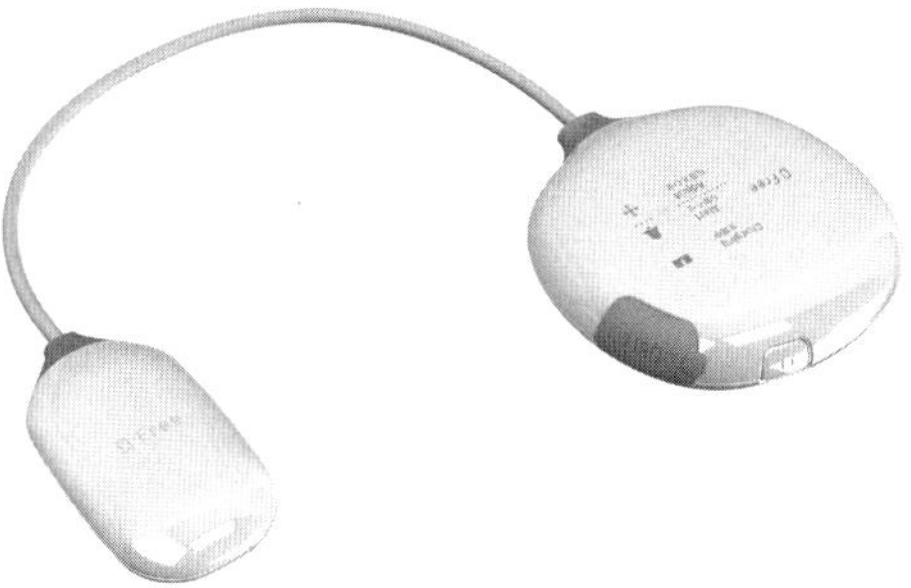

「DFree」は超音波センサーで、体内の動きをモニター・分析して、排尿のタイミングを予知します。医療用テープ、超音波用ジェルを使って下腹部に装着します。

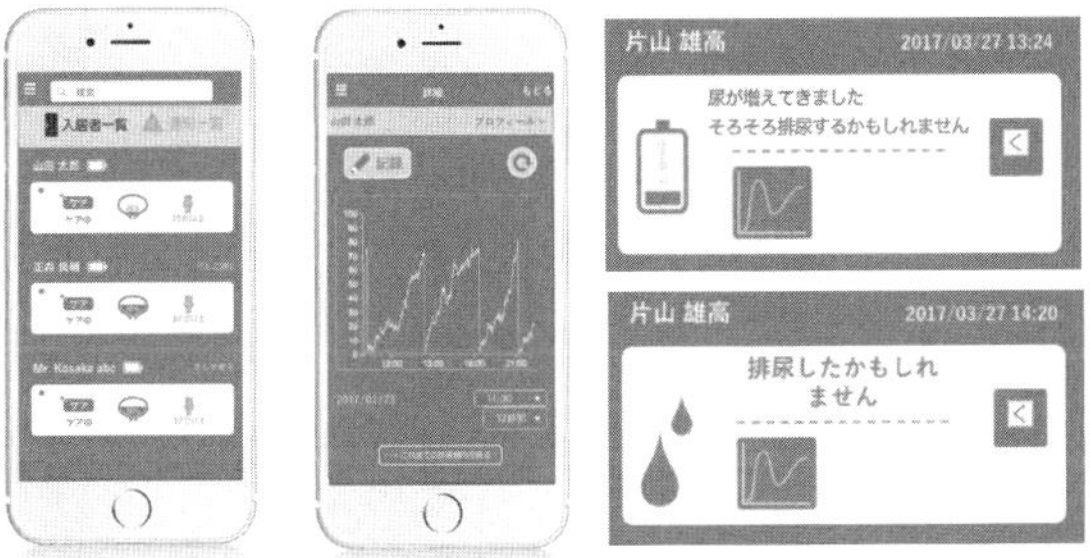

「DFree」はスマホアプリと連携し、排尿のタイミングを事前にお知らせしてくれます。

る「かわさき基準」の認証も受けていることから、導入が加速すると予想されます。

　このＤＦｒｅｅが普及すれば、介護する側は適切なタイミングでトイレに誘導でき、介護される側は排泄を失敗するというプレッシャーが大幅に軽減され、人間の尊厳が維持できることでしょう。

　また、将来的に排便予測ができれば、慢性的な下痢で悩んでいる人も、ＤＦｒｅｅをつけることで、急な便意であわててトイレを探すということもなくなるでしょう。トイレトレーニング中の子どもを持つパパ・ママにとっても救世主となるはずです。ＤＦｒｅｅの今後を楽しみにしたいと思います。

第8章

トイレ先進国・日本

日本のトイレの歴史

日本で最初にトイレが登場したのは縄文時代とされています。飛鳥時代ごろになると、「厠《かわや》」が登場します。厠は、川の上に橋のようなものを設けてトイレとしたり、川のような流れを建物内に引き込んでトイレとしていたことが語源となっています。しかしながら、厠は庶民のものではなく、一部の高貴な人々のためのものでした。

鎌倉時代も末期になると、人糞を肥料とする下肥が利用されるようになります。そこで、汲み取り式のトイレが登場します。江戸時代に入ると下肥が浸透したことから、汲み取り式トイレも普及していきました。下肥を集めるために、専門の汲み取り業者が登場したとも言われます。

明治・大正時代も汲み取り式のトイレが主流でしたが、大正時代になると化学肥料の普及から下肥の利用は徐々に衰退し、昭和時代に入るころには排泄物は逆にお金を払って業者に汲み取ってもらうようになったといいます。

時代は進み、昭和40年代後半になると、東京都内を中心に下水道が整備されていき、水洗トイレが普及していきます。このころから、節水を意識した便器も開発されるようになりました。

「ウォシュレット」の誕生

日本のトイレは訪日外国人からも賞賛されています。ＬＩＸＩＬが外国人に向けて行った調査によると、日本の公共トイレで好きな理由ＴＯＰ５が「清潔」「便座が温かくて快適」「無料で使えて便利」「温水が温かくて快適」「先進的機能があって便利」となっています。

温水洗浄便座に暖房便座、トイレ用擬音装置、そして下水道技術……。日本のトイレ関連の技術は世界トップクラスで、トイレ先進国といえます。

1967年国産第1号としてINAXが温水洗浄器付便器「サニタリイナ61」を発売、そこが一つの歴史の節目となりました。

そしてやはり大きな存在といえるのが、TOTOの「ウォシュレット」ではないでしょうか。

1980年にTOTOが発売した温水洗浄便座「ウォシュレット」は、累計出荷台数4000万台を突破しています（海外含む）。温水洗浄便座全体では、一般世帯普及率も79・1％（2017年3月内閣府調べ）となり、なくてはならない存在となっています。

しかし、発売当時はそのテレビCMの内容が賛否を呼ぶことになりました。「ウォシュレット」はテレビCMで大々的に宣伝されました。歌手・女優の戸川純さんが出演したCMで、「おしりだって、洗ってほしい。」というコピーと共に紹介され、話題を呼びました。このコピーは、日本を代表するコピーライター・仲畑貴志さんによるもの。「ココロも満タンに」「目の付けどころが、シャープでしょ。」などで知られています。

テレビCMで「おしり」と言ってしまう奇抜さ。当時、独特なキャラクターで人気を集めていた戸川さんが醸し出すなんともいえない不思議な世界観。その「ウォシュレット」のCMは、なんとゴールデンタイムを狙って放送されました。家庭で食卓を囲んでいる時間帯です。

もちろんのことながら、TOTOには抗議の電話も届いたといいます。「食事の時間にトイレの話題だなんて！」という声です。その電話一本一本に、TOTOの社員たちは、「皆さんがいま食事をされているのと同様に、排泄も尊い行為です。「ウォシュレット」は暮らしを快適にする商品で、私たちは自信と誇りを持っています」と真摯に向き合い、説明していったといいます。

当時のTOTOには、雑誌や新聞からは、「トイレなんて品位が落ちる」などと広告掲載を拒否された苦い経験があったそうです。トイレやお尻の話題がタブーとされていた時代に、あえて挑戦的なCMで認知を広めた「ウォシュレット」。

ＴＯＴＯでは、近年、海外でも「ウォシュレット」の販売は積極展開されており、中国やアメリカ、台湾でも売れ行きは好調で、海外での２０１６年度の販売台数は２０１２年度の２・５倍ほどとなっています。

２０１２年には、「新しいトイレ習慣を創造し、国民生活に対して貢献した機械」として歴史的価値が認められ、ＴＯＴＯの初代「ウォシュレット」は日本機械学会の「機械遺産」に認定されました。

世界では9億人以上が屋外排泄

トイレ先進国といわれる日本で暮らす私たちは、トイレがあって当然の生活を送っています。しかし世界を見渡すと、約９億５０００万人が野外排泄をしているという現実があります。草むらや道端などで排泄を行うわけです。

基本的なトイレ機能すらなく、シートで囲まれただけの粗末な環境の中での排泄を余儀なくされている人も多く、ユニセフとＷＨＯ（世界保健機関）の調査によると、世界で24億人もの人が基本的かつ衛生的なトイレのない生活を送っているといいます。

屋外排泄の最も大きな問題点の1つに、感染症があります。上水と下水が分けられていないということは、排泄物と飲み水が混ざりやすい環境にあるということです。

便には様々な細菌が含まれ、屋外排泄という不衛生な環境に起因して、飲み水に病原菌が混入されます。さらには、人の手や虫、川などを介して体内に侵入、免疫力の弱い子どもたちは下痢を発症します。

このような衛生環境が関係した下痢性疾患で亡くなる5歳未満の子どもは、年間30万人、毎日８００人以上となっています。特に多い地域が、サハラ以南のアフリカ、南アジアです。インドは下痢由来の乳幼児死亡者数が世界ワーストの約

54万人となっています。

5歳未満で亡くなる子どもの死因を調べていくと、9%が下痢によるものとなっています。病原菌を排出するために下痢を続けるので、気をつけていないと脱水症状になりやすい状態です。

しかしこのような国や地域では、その飲み水自体が病原菌に侵されていたり、また十分に飲み水を確保できなかったりします。医療機関で点滴を受けることも難しい環境です。その間に症状は悪化し続け、死に至ります。

トイレの使用率が低ければ低いほど、下痢になる確率が高くなっていきます。屋外排泄と子どもたちの下痢の関係性には、衛生状態が悪い、医療レベルが低いといった様々な問題が影響しています。

屋外排泄が教育にも影響

屋外排泄が一般的な国や地域では、女性が排泄の際に性暴力の被害にあうという現状があります。

「人に見られると恥ずかしい」という思いから、人気の少ない場所や時間帯に排泄をしようとするため、性犯罪などに巻き込まれる可能性が高くなります。

また、したいときに排泄できない環境から我慢をするようになり、消化器系の疾患にもつながっていると聞きます。

学校にすら女子トイレがない地域も多く、その場合、生理が始まるとそれを理由に学校を欠席するようになるといいます。このようにして、教育を受ける機会が奪われ、女性の地位向上とは程遠い状況となっていきます。

衛生的なトイレ環境や水がない地域では、子ども以外に大人も常に感染症のリスクと隣り合わせ。病気になる人も多く、経済的な発展の障害にもなりえます。

そのような地域では水汲みの必要があり、これは女性や女の子の仕事とされることが多いです。水汲みのために学校に通うこともできない、といった現状もあります。

屋外排泄や環境が整っていないトイレは、衛生面だけではなく、犯罪や教育といった様々な問題の温床となりうるのです。

また、公衆トイレも様々な犯罪が起きやすい場として考えられます。海外に行かれたことがあるならわかると思いますが、欧米などの多くのトイレは個室のドアの下の部分が大きく開いていますよね。

「外から見えそうで、落ち着かない」なんていう日本人の声を聞きますが、あれは性暴力や薬物などの犯罪対策です。外からでも様子がわかるようにして犯罪を抑止しています。

海外の排泄事情

海外に行くと、トイレットペーパーをトイレに流さず、便器の横に設置されているゴミ箱に捨てる国や地域もあります。

これは、下水道事情が日本ほど発達しておらず、流れる水の量が少なかったり、排泄物が流れるパイプが細かったりして、紙を流してしまうと詰まるからです。観光や仕事で訪れた際は、いつもの習慣でうっかりトイレットペーパーを流してしまわないよう、気をつけてくださいね。

ＬＩＸＩＬが２０１５年に行ったもので、外国人のトイレに関する調査結果が興味深いです。大便ブース（個室）に関して日本と自国を比較し、日本のほうが広いと回答した人は中国と韓国、タイ、アメリカの人々が多かったです。

アメリカに関しては81％の人が日本のほうが広いと回答していて、かなり確からしい結果となっていますね。反対に、「あまり変わらない」と回答した人が多かったのは、台湾、インドネシア、フランスとなりました。

そういえば以前、ある番組のロケでアフリカのザンビアに行ったことがありました。観光スポットとして有名なビクトリアの滝があるのですが、そのすぐ近くに天然のプールともいえる「デビルズプール（悪魔のプール）」があります。

うっかり油断すると滝の下に落ちてしまうという恐ろしいロケーションですが、そこに向かう途中、トイレに行きたくなった私は、トイレの標識があるところで車を降り、用を足そうと思いました。

ちょっとした仕切りをあけると、大きな川が流れていて虹がかかり、滝も見える……というまさに絶景。しかしながらトイレとは名ばかりで、川に排泄物を流すようになっており、私も屋外排泄を経験しました。

そのあと、撮影でデビルズプールに向かい、人々が泳いでいる姿を見ましたが、よく考えると先ほどのトイレの下流がこのデビルズプール……。なんともいえない状況です。

同じような話は、芸人仲間のオードリー・春日俊彰さんからも聞きました。東南アジアのバジャウ族の集落を彼が訪れたときのことです。彼らは水上生活者なので、排泄物はすべて川に落とすそうです。しかし、そのトイレとされる場所のすぐ近くの川で子どもたちは遊んでいるという……。

これらの話は決して笑い話ではありません。屋外排泄が引き起こす感染の危険性は前にも述べたとおりで、改善しなければいけない現実です。

LIXILの取り組み

屋外排泄をしている人が世界に約9億人近くいる現在、LIXILがとても意義のある取り組みをしています。

それは、グローバルな衛生問題の解決に向けた取り組みです。世界の1億人のトイレ環境を2020年までに改善することを目標に、新興国向けの簡易式トイレ「SATO（Safe Toilet）」などの設置を推進しています。

安全で衛生的なトイレにより、豊かで快適な住生活につなげたい、という思いから取り組んでいます。

LIXILが、オックスフォード・エコノミクスと国際NGO・ウォーターエイドと共同で実施した調査によると、劣悪な衛生環境が経済に与えた損失は2015年は約22兆円。2010年と比較すると、20％以上も増加しています。

こうした問題を受け、LIXILが2016年10月に本格的に事業としてスタートしたわけですが、単に海外企業が現地に乗り込んでトイレを設置するだけでは定着はしません。その地域の人々の意識改革をし、トイレや水といった衛生事業をその地域のビジネスとして定着させなければ継続しません。

ですから、「SATO」を現地の人々が製造から販売、施工、メンテナンスまで行えるようサポートすることが重要となります。日本で生産して輸出するので

図10　LIXILが開発した簡易式トイレ「SATO」

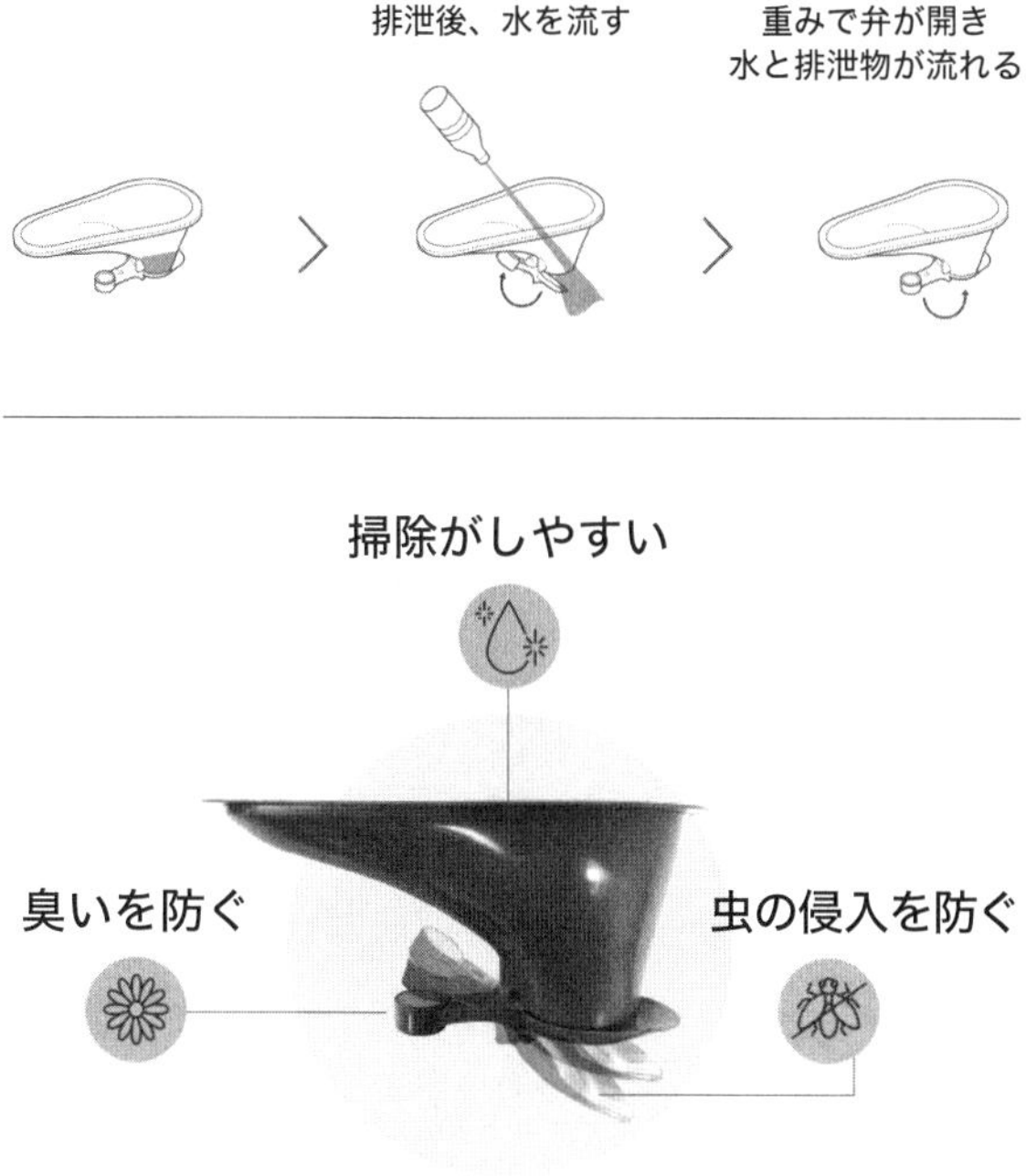

画像協力：LIXIL

はなく、現地で生産することで低価格を可能としました。

バングラデシュでは、1台2ドル以下という低価格を実現、30万台を売り上げているということです。さらには、地域に根ざした事業展開を行うことで、現地での雇用も創出できるメリットがあります。

SATOは、軽量で、設置がとても簡単なのが特徴です。洗浄に使用する水も1回に500ミリリットル未満とごく少量ですむように設計されています。排泄物を水で流すと弁が閉まる仕組みで、伝染病や悪臭の広がり、虫の侵入を防ぎ、屋外排泄の低減に貢献します。

LIXILは、SATOに加え、超節水型トイレシステム「マイクロフラッシュトイレシステム」、循環型無水トイレシステム「グリーントイレシステム」、家庭内に簡単に設置できる「ポータブルトイレシステム」の実証実験も進めています。JICA（国際協力機構）や世界の政府機関などとも協力し、取り組んでいます。

SATOは、2015年にアメリカ商務省から「人類のための特別賞」を受賞。これまでにケニアやウガンダ、ルワンダ、ナイジェリア、ガーナ、インド、ネパール、インドネシア、ハイチ、フィリピンなどで120万台以上が設置され、600万人の衛生環境が改善されています。

さらに実証実験中のグリーントイレシステムは、なんと水を使わずに排泄物を処理するというもの。排泄物を液体と固形に分け、固形部分は有機酵素によって処理することで病原菌を取り除きます。

こうして安全に処理した排泄物は、農業用肥料として再資源化されるという環境にやさしいシステムです。農村部の上水道が整備されていない地域が設置の対象となります。

世界的に優位性を持つ日本の下水技術

トイレと密接なつながりがある下水道は、公衆衛生の向上や水質保全、浸水対策などの役割を果たしています。日本は、1964年に開催された東京オリンピックの際に、急ピッチで下水道が整備されていきました。

日本は、その後も都市の発展にあわせて開発してきた優れた下水関連技術を有しています。便座の技術だけではなく、こうした下水道技術レベルの高さも日本がトイレ先進国といわれるゆえんです。

地下空間の利用をはじめとした高度な土地の利用方法、省エネ、臭気・地震対策の内容などが日本の下水道技術の特徴とされています。

海外を見ると、新興国では新たに下水道の整備が必要となってきています。先進国の場合、下水道普及率は高いものの、設備の劣化に伴う更新時期を迎えています。

これまでにも日本は、アジア各国をはじめとした海外での技術協力や資金協力は行ってきました。今後さらに、世界的に見ても優位性のある日本の下水技術が海外から求められる可能性は高まるといえるでしょう。

2020年に向けて

トイレ先進国という日本も、現状キープでよいかといわれるとそうではありません。2020年の東京五輪・パラリンピックに向けての再整備が必要とされています。キレイで快適な日本のトイレ。一体何が問題なのでしょうか。

例えばトランスジェンダーは、男性用トイレと女性用トイレ、どちらを利用すればよいのでしょうか。既にアメリカではこの現実に直面しており、ノースカロライナ州では2016年3月に成立した州法で、「出生証明書に記載された性別以外の性の公衆トイレの利用を禁止」と規定しました。

これに対して、オバマ前政権は撤回を要求、するとノースカロライナ州が司法省を提訴するという事態になり注目を集めました。結局翌年、同州は州法の撤回を発表しています。

この「トイレ法」とも呼ばれた州法に関しては、全米から非難が殺到しました。トイレ法を成立させた知事は知事選で負け、新たに勝利したクーパー知事がトイレ法を無効化する法案に署名して成立しました。

このような全米を巻き込む騒動となったトイレ問題ですが、日本も対岸の火事ではないのです。日本でも同じような問題は起き、処遇改善を求めて訴訟も起きています。

また、多目的トイレに関しても、ボタンが多すぎて使用に戸惑いを感じる高齢者や視覚障害者、外国人がいますし、トイレの床の汚れが気になるという車椅子ユーザーもいます。日本のトイレは賞賛されることが多いのですが、万能ではなく、すべての人にとって幸せな環境というわけではないのです。

全員のニーズを盛り込んだトイレの開発はかなり難しいかもしれません。しかし、2020年には、日本に多くの外国人が訪れます。訪日外国人の集中が予想される東京では、トイレ不足も懸念されています。

前回の東京五輪の際に整備された日本のトイレが、もう一度素敵に生まれ変わる最大のチャンスが今だと感じます。2020年をひとつの契機にして、東京だけではなく日本のトイレが再発展を遂げる時がきているのです。

おわりに

皆さんが「食」に興味を持つのはなぜでしょうか。

「おいしいものを食べたいから」

「おいしいものを食べると幸せになるから」

「食は体に大切なものだから」

「食と健康はつながっているから」

このような意見が出てくるかもしれません。

一方の排便です。本書でも解説してきたとおり、うんこは健康のバロメーターであり、重大な病気発見のきっかけになることがあります。よいうんこをし続けることは、体をよりよい状態でキープすることにもつながります。

うんこを我慢することで、便失禁につながるなど、日常生活をスムーズに送ることも困難になってしまいます。うんこを我慢して便秘になることで腸内環境が悪化して、ストレスも感じやすくなってしまいます。

いかがでしょうか。食と同じくらい、排便には大切な要素がたくさんありますよね。人間と切っても切り離せない関係にある排便について真剣に考えずにいるって、単純にもったいない！と私は思います。

「うんこ漢字ドリル」の大ヒットはご存知の方も多いかと思いますが、何がきっかけでもいいので、とにかくうんこにもっと興味を持ってもらいたいと考えています。

子どもだけではなく、親も学校の先生も。子どもを取り巻く大人たちの意識が変わらないと、「食事中にうんこにいくなんて！」とうんこを我慢させ、授業中に便意を感じても言い出せない、我慢する、便秘につながる……といった循環を生んでしまいます。

もっとポップな感じでうんこに興味を持って便育まで持っていけたらな、と私自身は考えます。前にも触れたトイレバンドを結成した理由には、こういう狙いもあるのです

本書がきっかけで、うんこの重要性に少しでも気づいてもらえるとうれしいです。それによって、皆さんの生活が少しでもよいものになると、本書を出版した意味も大きいと思います。

そして、最後にこの本を監修いただいた大竹真一郎先生、本当にありがとうございました。

大竹先生は様々なTV番組でご活躍する一方、オードリーのラジオのヘビーリスナーでもあります。

オードリーが出演し私がスタッフで参加しているイベントにもかなりの頻度で出現します（出現という表現ですみませんが笑）。

しかもそれが関係者席ではなく、しっかり抽選に参加して引き当ててのことなので毎度すごいなと思っています。

そんなご縁があった先生とこうやってまたご一緒できたのは素直にうれしいです。これからもよろしくお願いします。

佐藤満春

参考文献

佐藤満春『芸能界No.1トイレマニア 佐藤満春のトイレ学』（第三文明社、2016年）
大竹真一郎『腸の「吸収と排出」が健康の10割』（ワニブックス、2015年）
大竹真一郎『腸内環境からきれいになるスッキリ美人ダイエット』（ぱる出版、2016年）
光岡知足『人の健康は腸内細菌で決まる！』（技術評論社、2011年）
辨野義己『腸を整えれば病気にならない～腸内フローラで健康寿命が延びる』（廣済堂、出版、2016年）
中西敦士『10分後にうんこがでます 排泄予知デバイス開発物語』（新潮社、2016年）
左巻健男『ウンチのうんちく』（PHP研究所、2014年）

坂井正宙『図解入門　よくわかる便秘と腸の基本としくみ』（秀和システム、２０１６年）
「働く男性20代～60代の外出先トイレに関する意識調査」（ＴＯＴＯ、２００７年1月）
「小学生の排便と生活習慣に関する調査」（ＮＰＯ法人日本トイレ研究所、２０１６年６月）
「公立小中学校施設のトイレの状況調査の結果について」（文部科学省、２０１６年11月）

著者プロフィール

●執筆

佐藤満春（さとう・みつはる）

お笑い芸人「どきどきキャンプ」のメンバーである傍ら構成作家・脚本家としても活動。トイレに造詣が深く2006年よりトイレに関する研究を独自に開始。2012年からトイレ専門のラジオ番組「佐藤満春in休憩室」（ラジオ日本）がスタート。「トイレクリーンマイスター」「名誉トイレ診断士」「掃除能力検定士（5級）」の資格を持つ。トイレの素晴らしさを歌で表現するバンド「サトミツ&ザ・トイレッツ」でも活動、2017年秋メジャーデビューを果たす。過去の著作に『芸能界No.1トイレマニア 佐藤満春のトイレ学』（第三文明社）。

●監修

大竹 真一郎（おおたけ・しんいちろう）

1968年兵庫県生まれ。おおたけ消化器内科クリニック院長総合内科専門医、消化器病専門医。高校を中退したあとに大学入学資格検定に合格し、神戸大学医学部医学科を卒業。テレビ『名医のTHE太鼓判』にレギュラー出演のほか、『ひるおび！』『TVタックル』など多くの番組に出演。著書に『医師が本当に実践しているツッコミ健康法』『腸内環境からきれいになるスッキリ美人ダイエット』『腸の「吸収と排出」が健康の10割』など。

マイナビ新書

恥ずかしがらずに便の話をしよう

2017年10月30日　初版第1刷発行

著　者　佐藤満春
監　修　大竹真一郎
発行者　滝口直樹
発行所　株式会社マイナビ出版
〒101-0003　東京都千代田区一ツ橋2-6-3　一ツ橋ビル2F
TEL 0480-38-6872（注文専用ダイヤル）
TEL 03-3556-2731（販売部）
TEL 03-3556-2736（編集部）
E-Mail pc-books@mynavi.jp（質問用）
URL http://book.mynavi.jp/

装幀　アピア・ツウ
DTP　富宗治
印刷・製本　図書印刷株式会社

ISBN978-4-8399-6482-5
Printed in Japan

自動運転でGO！

桃田健史

近未来の車として激動期を迎えた「自動運転」ですが、その普及によって私達の生活はどう変わるのでしょうか？　そして今、いったいどこまで自動運転が進んでいるのか？　まだまだ知られていない、目からウロコが落ちるような「自動運転の未来」を紹介します！

IoTは〝三河屋さん〟である

児玉哲彦

「モノのインターネット」と呼ばれ、話題のIoTですが、その概念はいまだに漠然としていて、正しく理解されているとはいえません。本書では、IoTについて、わかりやすい説明とともに、今後IoTが破壊・創造する市場のなかで、新たなビジネスを構築できるヒントについて解説します。

マストドン

小林啓倫、コグレマサト、いしたにまさき、まつもとあつし、堀正岳

突如としてネットで大きな注目を浴びたSNS「マストドン」。見かけはツイッターにそっくりなSNSですが、その仕組みはいまのネットの限界を打ち破る革新的なものです。本書では、5人の識者が「マストドン現象」を読み解き、ウェブの未来を予測します。

宅配便革命

林克彦

ネット通販などの利用増に宅配便に追いつかない状況が続き、社会問題になっています。便利になる一方で、今まで顧みられることのなかった「物流」がいまや企業の明暗を分ける事態にまで陥っています。本書では海外情報や今後の業界の動向も含めながら、やさしく、くわしく解き明かします。

人工知能はなぜ人と会話ができるのか

三宅陽一郎

話題の人工知能、AIですが、いったいどうやって人の言葉を理解しているのでしょうか？　第三次AIブームと呼ばれていますが、かつての人工知能には不可能だったことが、なぜいま可能になったのでしょうか？　その仕組みがわかる一冊です。